体操教室35年のプロが教える
ポールウォーキング

日本ポールウォーキング協会マスターコーチプロ
長岡 智津子 著

スポーツドクター・整形外科専門医
安藤 邦彦 監修

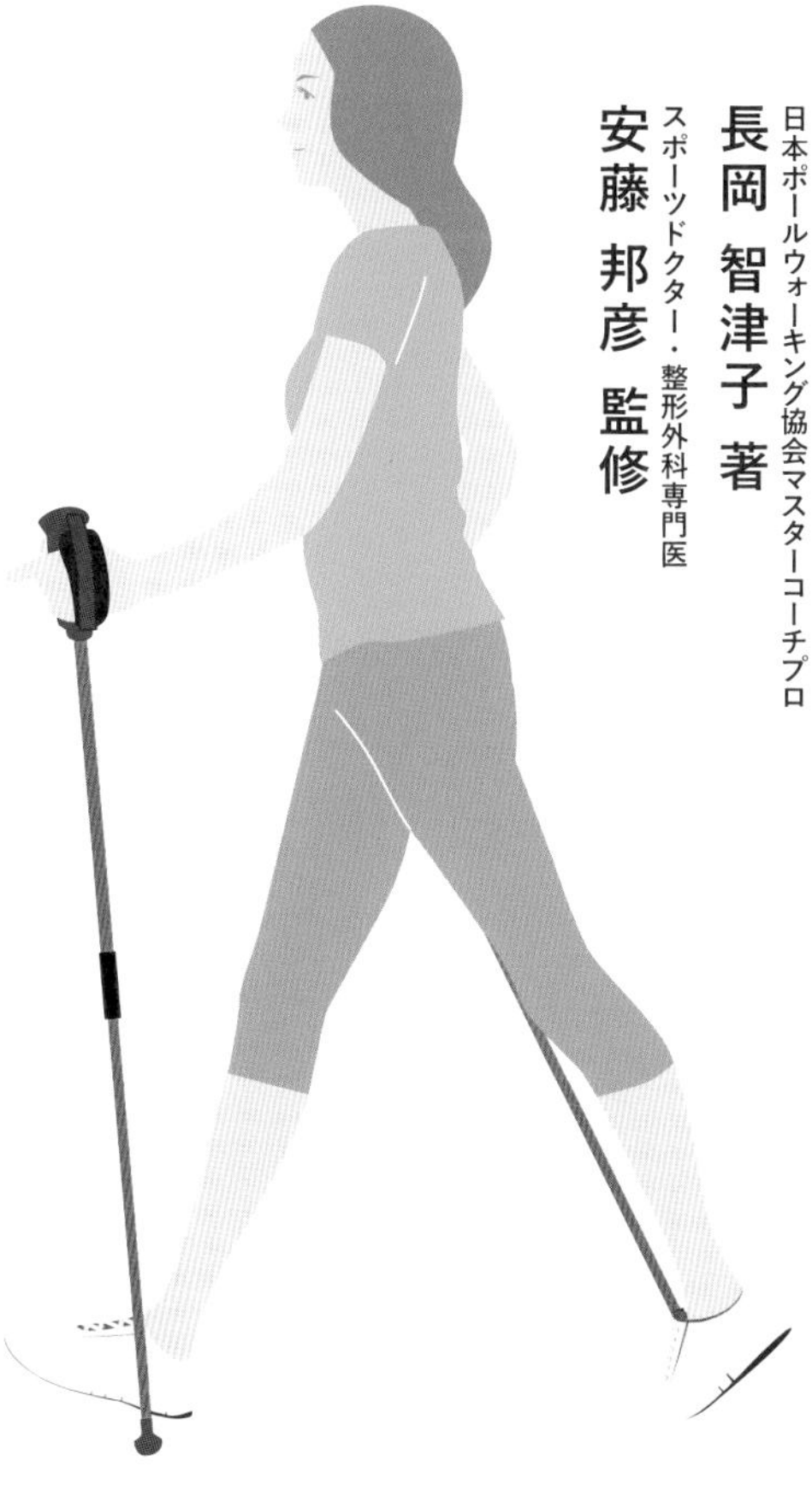

評言社

まえがき

◆100歳まで医者いらずのポールウォーキング

今から6年前、知人から「ハワイの友人が、腰が痛くて歩けないと言っている。彼女にポールウォーキングを教えてほしい」という依頼を受けました。

私は毎年、リトリート（日常から離れた環境で心身を癒す体験）で、体操教室の参加者の方々を連れてハワイへ行っていたので、その年は彼女の所へ寄ることにしました。

ハワイの彼女は70代半ば。少し歩くだけで座りこんでしまうほど、腰にひどい痛みがありました。ハワイでの滞在時間も限られていたので、私は挨拶もそこそこに、持参した2本のポール（杖）を彼女に持たせ、腰に負担のかからない歩き方を指導しました。

彼女は私が帰国した後も、毎日ポールウォーキングを続けてくれたようです。1年後には、なんと一人で、あのダイヤモンドヘッドに登れるようになったというのです。これには、私も驚きました。

たった1回、ポールウォーキングを教えただけで、痛みで歩くことが困難だった状態から、ちょっとした山登りができるまでに回復したのですから。

その後もハワイへ行くたびに彼女に会っていますが、80歳を過ぎた今もとても元気です。

人生100年時代、今70歳の方も、80歳の方も、まだまだ長生きしますので、やりたいことができる人生、やりたかったことができる人生は幸せです。

健康には大きな価値があります。ところが、現実はどうでしょう。

日本人の平均寿命は、男女ともに80歳を超えましたが、元気に日常生活が送れる「健康寿命」とは9〜12年も差があるのです。晩年の約10年は、介護が必要になったり、寝たきりになったりして、ほとんどの人が「歩く」という日常動作ができない状態になっています。

誰も、そんな晩年を望んではいませんから、「元気で長生きしたい」「死ぬまで元気でいたい」と思って、健康づくりに励んでいるのではないでしょうか。

ウォーキングは、健康を意識した運動として、習慣にしている人が非常に増えています。

なかでも70歳以上では、「何の運動をしていますか?」というアンケートで「ウォーキング」と答えた人が40%近くありました。

本書のテーマである「ポールウォーキング」は、その名のとおり、「ポールを使ってウォーキングをする」運動法です。2本の専用ポールを使って歩くだけで、通常のウォーキングに比べてエネルギー消費が20〜30%もアップします。しかも、ハワイの彼女のように、腰痛などの疾患を抱えた人でも、安全に行うことができます。

◆体操教室35年のプロが教える最強の健康法

はじめまして、長岡智津子《ながおかちづこ》と申します。

私は小さいころから体を動かすことが大好きで、小学校から中学校まで器械体操を続け、高校ではソフトボール部に入り、ジャズダンスも習っていました。

「体育の先生になりたい」という夢を描いて日本体育大学に進学しましたが、在学中に、学校体育より、地域のスポーツ活動を担う〝社会体育〟に興味をもつようになり、卒業後は国立競技場のトレーニングセンターへ就職。一般会員に向けて運動指導を行っていました。

その後、フリーのスポーツインストラクターに転身し、現在は、老若男女を問わず、「運動は楽しい！」と思ってもらえるような体操プログラムを考えて、自身のスタジオや公共施設などで健康体操を教えています。

ポールウォーキングとの出会いは2006年、考案者で医師の安藤邦彦先生が工夫を重ねて完成されたポールウォーキングのメソッドを「一緒に広めていきましょう」と仲間から紹介されたことがきっかけでした。

安藤先生は、整形外科専門医です。病院には毎日のように、腰痛やひざ痛を抱えた患者さんが訪れます。診察のたびに、バランスのよい歩き方を指導するのですが、そのときは教えたとおりに歩けても、病院を一歩出るとまた元の歩き方に戻ってしまう……。そんな状況が続いていました。

あるとき、なかなか症状が改善しない患者さんを見送りながら、「そうだ！　両手にポールを持って歩けば、背筋が伸びて、正しい姿勢で歩けるぞ！」とひらいめいたそうです。

私の体操教室に週1回通ってくる参加者の方々も、教室では皆と一緒に体を動かすのですが、帰ればいつもの〝運動しない生活習慣〟に戻ってしまう人がほとんどです。

「家でも体操してくださいねー」と声をかけても、なかなか続けられる人はいませんでした。

でも、ポールウォーキングなら、「歩く」という日常の動作を、ポールを使って行うだけです。しかも、誰でも簡単にできます。

「これなら皆さんにすすめやすいし、家でも続けてもらえる！」と確信したのです。

現在、私はポールウォーキング協会のマスターコーチプロとして、参加者に直接コーチすることはもちろん、協会認定指導員の養成もしています。

コーチの資格を取得した人は全国で１４００人を超え、それぞれの地域で活躍しています。そのおかげでポールウォーキング人口は徐々に増えてきており、２０２３年4月には、台湾にもポールウォーキング協会ができて盛り上がりを見せています。

安全で簡単、かつ効果的に健康づくりができるポールウォーキングは、筋力、体力、骨の強度が低下しているシニアにとって、最適な運動法です。医療から生まれたこの素晴らしい健康法で、ますます元気に、長生きする方が増えることを願ってやみません。

目次

第2章　歩くだけで健康になるポールウォーキング

第3章　ポールウォーキングは準備から楽しむ！

第5章　おうちでできるポール体操&ポール筋トレ

第6章　症状別おすすめ運動メニュー

第１章

100 歳まで元気な人、70 歳で寝たきりになる人

シニアはとにかくよく転ぶ

最近、よくつまずくようになった。そう感じている方はいませんか？つまずいて転びそうになり、ヒヤリとする場面が増えてきたら要注意です。特に女性の場合、70歳を超えると転倒して骨折するケースが非常に多くなります。

転倒しやすくなる主な原因は、運動不足、筋力低下、そして不良姿勢です。転びそうになったときの対応能力は、運動神経に関係しています。ふだんから運動していれば、脳の司令が筋肉に働き、とっさに体のバランスをとったり、手をついたりすることができます。しかし、運動神経が鈍くなっていると、即座の対処ができません。そのため、手でかばうことができずに顔から転んだり、そのまま大腿骨や腰骨を打ちつけて骨折する大ケガを負ったりしてしまうのです。

骨は20歳前後で成長が止まり、50歳を過ぎると衰退期に入って骨量はどんどん減っていきます。骨折は、寝たきりなどの要支援・要介護になる原因の最たるもの。シニアはとにかく「転ばない」ことが大切です。

つまずきやすさをチェックしてみましょう

「よくつまずく」という自覚のある人は、椅子に座って足のつま先を片方ずつ、ゆっくり上げてみてください。次に、座った状態で姿勢を正し、片方ずつひざを上にもち上げてみてください。

つま先やひざがしっかり上がらない人は、歩くための筋力が落ちている人です。

つま先が上がらない人は、椅子に座って片方の脚を伸ばし、伸ばしたほうのつま先を上に反らす運動を行うといいでしょう。目安は30〜40回です。すねの筋肉を鍛えることができます。

ひざが上がらない人は、スクワット（89ページ参照）や座った状態でひざの下に置いた枕を押すなどの運動がおすすめです。ももと腹筋が鍛えられます。立った状態でかかと上げができるかどうかも、つまずきやすさのチェックポイントになります。

つまずきテストをしてみましょう

- **つま先上げ ———— 右□　左□**
- **ひざ上げ ———— 右□　左□**
- **かかと上げ ———— 両足□**

歩く姿勢でどこの筋力が落ちているかがわかる

運動の習慣がないと、年齢とともに筋肉量は減り、筋力が低下していきます。足腰の筋力の低下は歩行姿勢にも影響してきます。

実際にどこの筋力が落ちているのかは、その人の歩き方を見ればわかります。

例えば、前かがみになって歩いている人は、太ももの前側の筋肉（大腿四頭筋）の筋力が低下していると考えられます。

上体を片側へ傾けて歩いている人は、左右どちらかの骨盤と大腿骨をつなぐ中殿筋の筋力が低下している可能性があります。

上体を後ろに傾けて歩いている人は、お尻の筋肉（大殿筋）の筋力が低下しているかもしれません。

このようなよくない姿勢で歩いていると、つまずきやすく、転倒しやすくなります。

筋肉のある人のほうが転びにくいですし、骨の周囲の筋肉はいわゆるコルセットのような役割も果たしているので、骨折しにくいといえます。

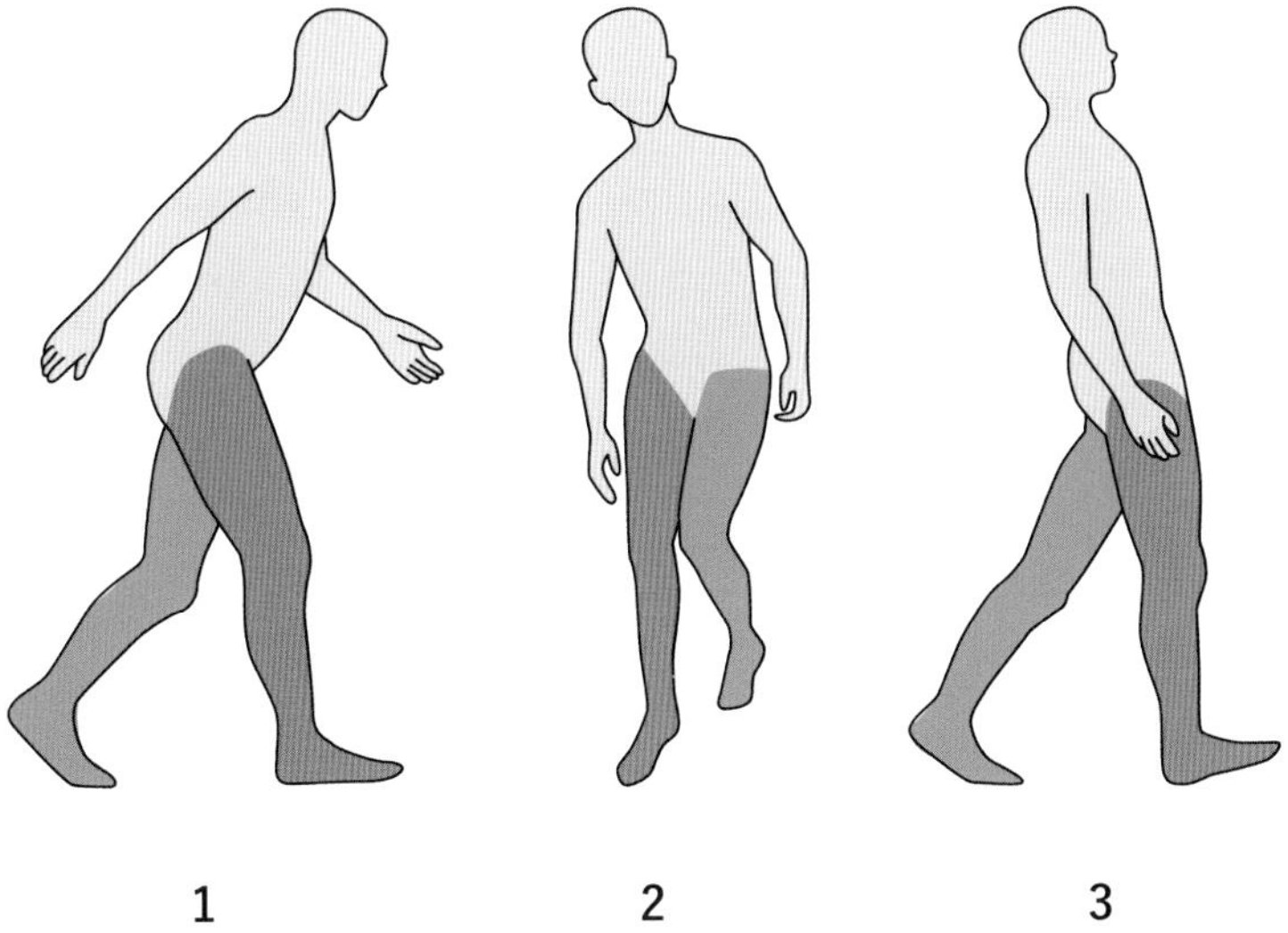

1. 前かがみになって歩いている人

➡太ももの前側の筋肉（大腿四頭筋）の筋力が低下

2. 上体を片側へ傾けて歩いている人

➡骨盤と大腿骨をつなぐ中殿筋の筋力が低下

3. 上体を後ろに傾けて歩いている人

➡お尻の筋肉（大殿筋）の筋力が低下

なぜ高齢になると姿勢が悪くなるのか？

一般的な成人の筋肉重量は、体重のおよそ40％です。40歳を過ぎると、運動や筋トレなどを何もしなければ、人間の体は1年で1％ずつ筋肉量が減っていくといわれています。筋肉が減ると、正しい姿勢を維持することが難しくなってきます。

さらに、シニアにありがちな生活習慣が姿勢の悪さに拍車をかけます。

例えば、いつも同じ方向を向いて、テレビを見ながら食事をしていないでしょうか？

あまり外出をせず、長時間座りっぱなしでテレビを見ている方も多いと思います。その間、本人は楽な姿勢をとっているつもりでも、実は緩んでいる筋肉と反対側の筋肉は、ずっと緊張している状態になっています。すると、緊張していた部分に痛みが出てきますし、こり固まった筋肉に引っ張られて、骨が変形してくるのです。

特に女性の場合、骨粗しょう症になりやすいため、年とともに骨が弱くなっていきます。骨と骨の間の軟骨も減っていくため、背骨のブロックがずれてバランスが崩れ、よけいに正しい姿勢を保つことが辛くなってくるのです。

体のゆがみが病気を引き寄せる

体のゆがみは、いろいろな症状を引き起こします。

整形外科の疾患としては、椎間板ヘルニアや脊柱管狭窄症、腰椎すべり症などが多いですが、実は、内臓の疾患も起こしやすくなります。

よくない姿勢が内臓を圧迫し、内臓にストレスがかかり続けることで、一番は、腸に影響が現れます。腸の働きが悪くなると、うつ病を引き起こすこともあります。

コロナ禍の間に、高齢者は外に出る機会が減って、余計にそんな人が増えてしまったと感じます。

「どうせ誰にも会わないから」と、髪も服装も構わなくなってくると、体も緩んできます。

他人に見られているだけで、他人の目を気にして緊張感が出てシャキッとするものですが、それがまったくなくなってしまうと体は緩む一方、ゆがむ一方です。

ですから1日1回は外に出て体を動かし、他人と接してオシャレに気を遣うことも、健康にとって大事なことなのです。

シニアの「三大痛い」は腰、ひざ、股関節

私が体操指導をしていると、皆さんからよく「あそこが痛い」「ここが痛い」という声を聞きます。やはりダントツに多いのは、腰痛、ひざ痛、股関節痛です。腰部脊柱管狭窄症、変形性膝関節症、変形性股関節症などが代表的な疾患ですが、これらの原因も、やはり加齢による筋力低下と不良姿勢です。

ひざや股関節に痛みが出るのは、軟骨が摩耗したり、骨が変形したりして関節炎が起きるためです。腰部脊柱管狭窄症は、神経が通っている腰の骨の管が細くなり、神経が圧迫されるので痛いのです。

予防には安定した歩行、つまり姿勢のよい立ち姿で歩くことが大切です。そして筋肉を増やすための筋トレも欠かせません。

筋肉の量は、下半身が60～70％を占めます。腰もひざも股関節も、いずれも下半身です。

ですから体の土台となる下半身の筋肉から鍛えることが、「三大痛い」予防のポイントになるのです。

「肥満」は見た目だけではわからない

肥満といえば、「おなかまわりに脂肪がついている人」というイメージがあると思います。

しかし、近年、見た目や体重にあまり変化がない、新しいタイプの肥満（サルコペニア肥満）が増えてきました。運動習慣がないために筋肉が少なくなり、筋肉だった部分が脂肪に置き換わるのです。

肥満で、なおかつ筋肉量が少ない状態は、さまざまな病気のリスクを高めます。

例えば糖尿病です。糖尿病は、血中の糖の濃度が一定の値より高い状態が続く病気です。筋肉は、血中の糖を取り込んでエネルギーに換える働きがあるため、筋肉量が少ないと、血糖値がなかなか下がりません。

糖尿病の人に運動が推奨されているのは、筋肉をつけるためなのです。

「私は昔から体重が変わっていないから、特に何もしなくても大丈夫」と油断せず、やはりふだんから運動を心がけることが、健康長寿の秘訣といえそうです。

やせるために食べる量を減らすのは危険

「最近、太ってきたな……」と気になる部分は、おなかまわりやおしり、太もも、二の腕、あごなど、人によってさまざまだと思います。

そんなとき、「太るのは食べすぎがいけないんだから、食べる量を減らせばいい」と思うでしょう。

しかし、これは安易な考えです。単に食事制限だけを行うと、筋肉の量が減ってしまい、先ほどのようなサルコペニア肥満を招きかねません。

意外に思われるかもしれませんが、筋肉量が多いほうが基礎代謝が大きいため、やせやすくなります。基礎代謝とは、呼吸をしたり、体温調節をしたり、心臓を動かしたりと、人が生きていくために最低限必要なエネルギーのことで、40%が筋肉で消費されます。

つまり、筋肉が減る→基礎代謝が低下する→エネルギーが使われない→太りやすくなるということ。ですから、ダイエットをしたければ、食事はたんぱく質を中心にしっかりととり、適度な運動をして、筋肉を落とさないことが大切です。

なぜ運動嫌いの人が多いのか

ここまでさんざん「運動が大切」と書いてきましたが、どうしても体を動かすのが嫌いだという人もいるでしょう。

それは、学校での体育の体験が原因ではないかと、私は常々考えています。運動というと体育の授業をイメージして、「汗をかく」「息が切れる」「厳しい」という負の記憶が呼び覚まされるのだと思います。そんな方は、運動は「体育」ではなく、「体操」だと考えてみてください。

体育は「体の教育」ですが、体操は「体を操る」と書きます。

日常の動作と違った動きをしてみることは、立派な体操です。

ちょっと大股で歩いてみようとか、背筋を伸ばして歩いてみようとか、いつもと違った動きにチェンジすることすべてが運動になります。

歯磨きするときに、かかとを上げ下げするのもOK。トイレに行くのはただの移動でも、上の階のトイレに行くために階段を使えば運動になります。

運動は、ほんの少しの心がけで簡単にできるものなのです。

あなたも三日坊主の経験はありませんか?

「よーし、じゃあ今日から運動始めよう!」と思った皆さん。少し待ってください。

これまでも、何かを始めてもなかなか続かなかったのではないでしょうか? 運動は今すぐやらねばならないものではないので、何かにつけ後まわしにされ、「今日もできなかった」で1日が終わり、結局3日も続かずにそのままやらなくなってしまうのがオチです。

私の体操教室には、「今までどこの教室へ行っても続かなかったけれど、これならつらくないし、楽しいから続けられる」と、長年通ってくださっている方がいます。

続けるためのポイントは、「これも運動?」と思うくらいの、自分にとって厳しすぎない負荷であることです。

そして、もう1つのポイントは「楽しい」こと。ここへ来れば友達と会えて、おしゃべりができるといった楽しみが、運動を続けるためにはとても重要です。

さらに、できなかったことができるようになった、という喜びも得られれば、モチベーションはもっと上がるに違いありません。

「運動しても効果がない」と思ってしまう理由

運動は、今やったからといって、すぐにやせたり筋肉がついたりするわけではなく、体がやわらかくなるわけでもありません。即効性がないことも、せっかく始めた運動が続かない理由の一つでしょう。

おなかが空けば食べ、のどが渇けば飲む。こういうことならすぐにやるのに、運動となると、「後でもいいや」となってしまう。しかし、本当は、未来のために「今」やらなければいけないことなのです。

今やる。そして、それを毎日数分でもいいので続けましょう。

どんな運動でも、継続しなければ効果は現れません。

短期間でボディメイクできるとうたったジムがはやっていますが、通った経験のある人を見ていると、一時はやせても、その後ほとんどの人は元に戻っています。

運動の効果は、細く、長く継続した人のほうが、確実に現れます。しかも、リバウンドしにくい体になるのです。

心も体も元気でいるために

「フレイル」という言葉をご存じでしょうか。フレイルは英語の虚弱（frailty）という単語に由来し、健康な状態から「要介護」に至るまでの中間の時期をいいます。

フレイルは、適切な運動を行い、しっかり栄養をとることで健康な状態に戻すことができます。そのため、各自治体でもシニアの健康づくりのために、オリジナル体操を作ったり、ウォーキング教室を開いたり、食育講座を開いたりと、さまざまな取り組みを行っています。

実は、フレイルは身体面だけでなく、うつ、認知機能低下などの「心理的・認知的フレイル」、独居、孤食などの「社会的フレイル」も問題になっています。

この本のテーマであるポールウォーキングは、身体が強化されることはもちろん、食欲が増す、心身がリフレッシュして気持ちも晴れやかになる、仲間と一緒に歩くことで孤立が避けられるなど、多くの面からフレイル予防ができるメソッドです。

第2章からは、ポールウォーキングの優れた健康効果をご紹介していきたいと思います。

第2章

歩くだけで健康になるポールウォーキング

ポールを持って歩くと、何だか楽しい！

週1回以上の散歩・ウォーキングを実施している人は、日本で推定3795万人といわれます。ウォーキングの効果は、体脂肪燃焼によるダイエット効果、生活習慣病の予防改善、心肺機能の強化、骨粗しょう予防など、挙げればキリがありません。健康のためと思って、毎日休まず、がんばって歩いている方も多いでしょう。

では皆さん、想像してみてください。

「さあ、今日も歩きに行こうか」というときに、あなた専用の、あなた好みの色で、あなたの身長にぴったり合っていて、グリップも握ったところでしっかりと固定される歩行用ポールがあったとします。

どうでしょう。私は初めてポールを持ったとき、ウキウキした気持ちになったことを覚えています。

「何も持たないで歩くより、ずっと楽しい！」

ポールウォーキングを体験してみたら、きっと皆さんも、そう思うはずです。

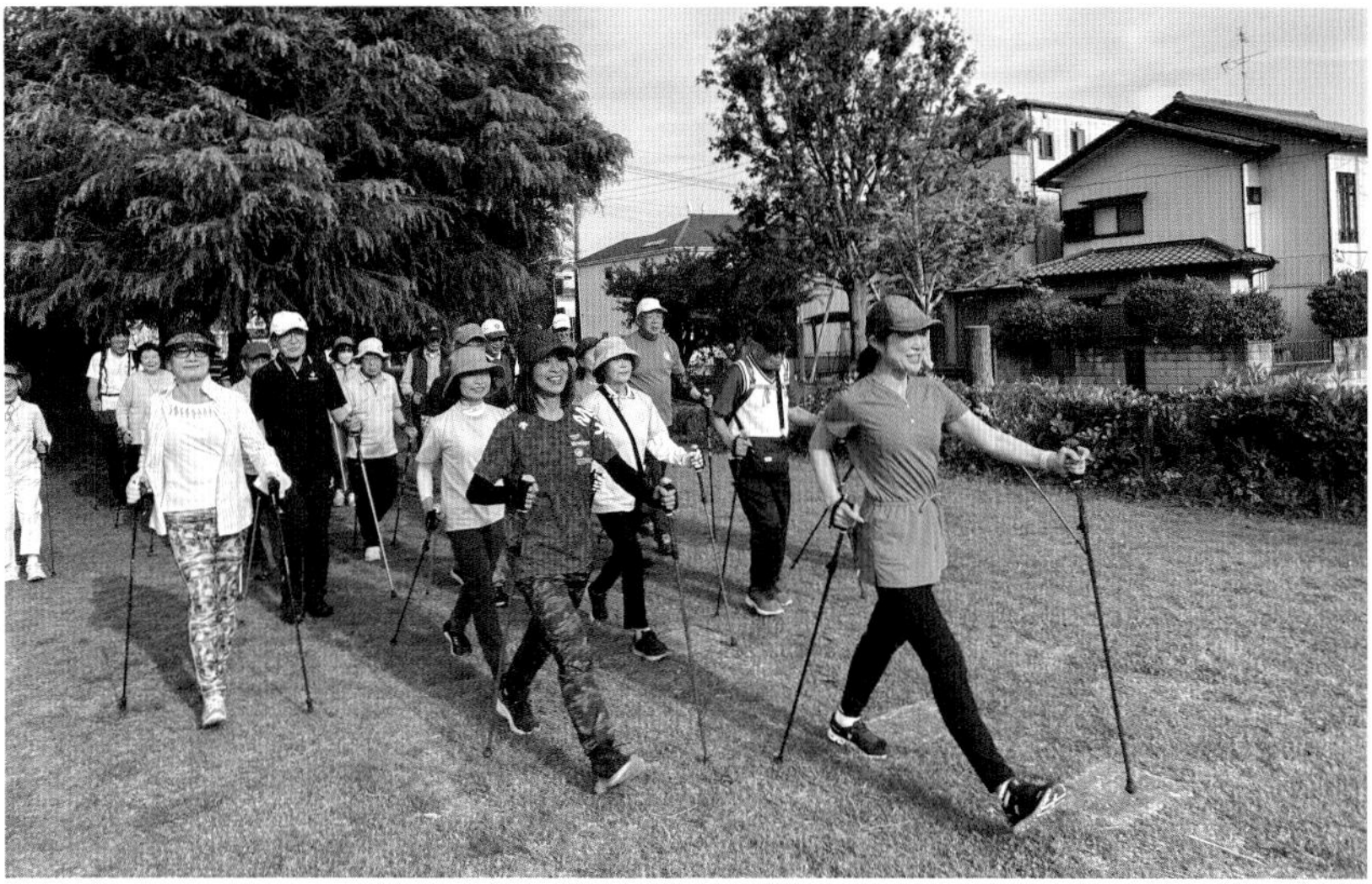

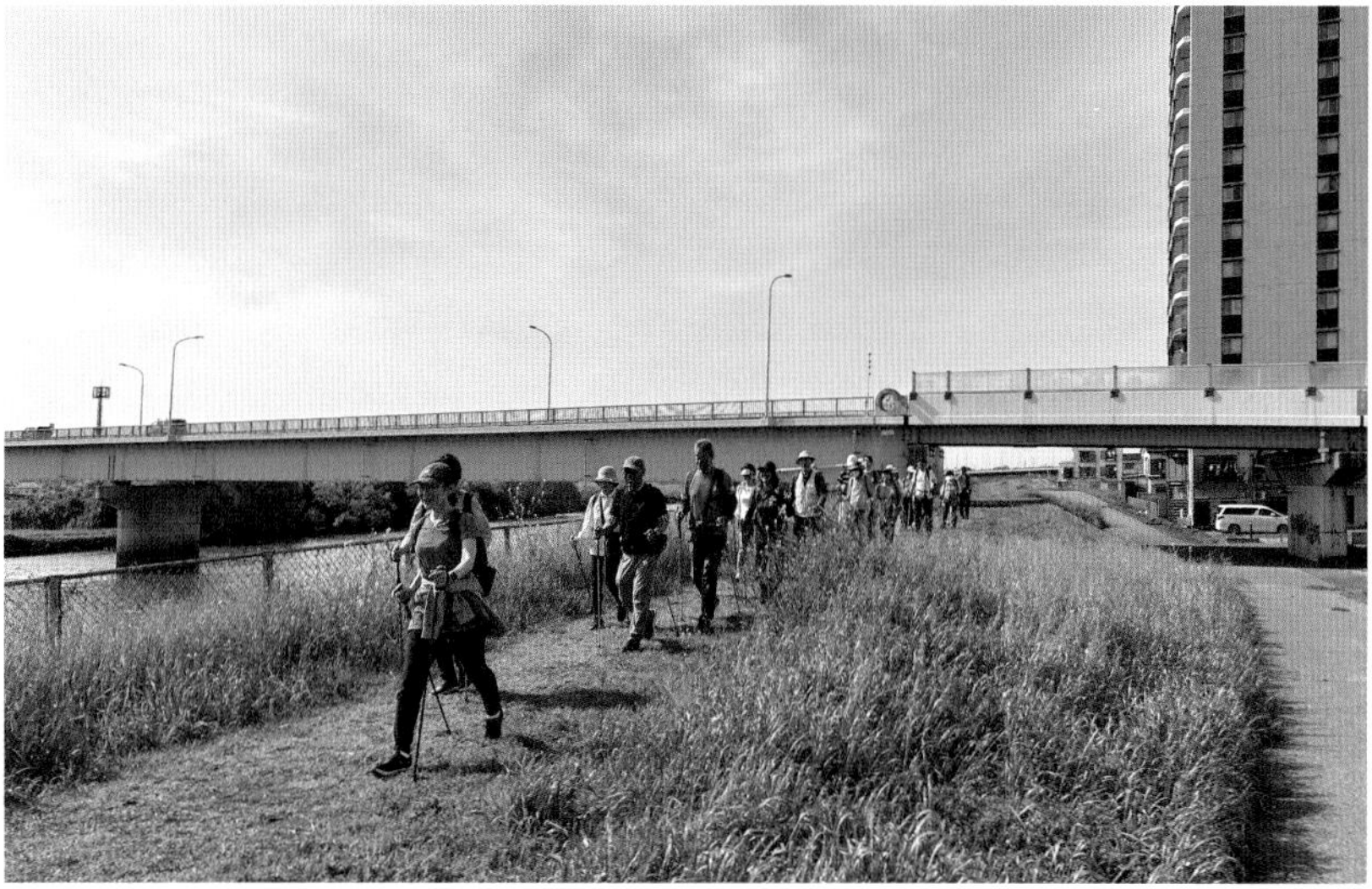

「三大成人病」が予防できる歩数は何歩？

皆さんは、1日にどのくらいの歩数を目標にしているでしょうか？

せっかく何千歩と歩いても、散歩のようにのんびり歩いていては、病気や老化の予防はあまり期待できません。ウォーキングと散歩は違うのです。

運動の質としては、軽く汗が出るくらいの中強度のウォーキングがよいとされています。

左の表に示したように、4000歩のうち5分を速歩きするだけで、うつ病の予防になり、5000歩ならそのうち8分を速歩きすれば認知症の予防になります。

6000歩では生活習慣病といわれる心疾患、脳卒中、動脈硬化、がんなどの予防効果が高まり、8000歩になると、日本人がかかりやすい病気の多くを予防できるのです。

8000歩の場合、速歩きの時間の目安は20分ですが、例えば5分を4回に分けても20分間続けて歩いたのと同じ効果があります。

ポールウォーキングは中強度の運動の典型といえます。しかも、運動効果が高いため、通常のウォーキングの4分の3程度の歩数で同等の効果が得られます。

1年の1日平均の身体活動からわかる予防基準

4000歩 （5分）――――― うつ病
5000歩 （8分）――――― 認知症・要介護
6000歩 （10分）――――― 心疾患・脳卒中
7000歩 （15分）――――― 骨粗しょう症・動脈硬化・がん
8000歩 （20分）――――― 高血圧症・糖尿病・ロコモティブシンドローム
9000歩 （25分）――――― 高血圧・高血糖
10000歩（30分）――――― メタボリックシンドローム

※カッコ内は速歩きの時間
※歩数や歩行時間は、一度に連続して歩かなくても、1日のトータルを満たしていれば効果が期待できます。例えば、8000歩のときの速歩きの目安は20分ですが、5分を4回に分けて歩いてもＯＫ。
※ひざや腰の疾患を抱えている人は、歩数や時間にとらわれず、ポールで正しい姿勢を身につけ（70ページ参照）、筋力をつけることから始めましょう。

【出典】地方独立行政法人東京都健康長寿医療センター 運動科学研究室長 青柳幸利
※協力：株式会社健康長寿研究所 http://kenju-jp.com/

有酸素運動は肺にも心臓にもいい

私たちの体は、ウォーキングをはじめ、サイクリングや水泳など、長い時間継続して行う運動では体脂肪を分解してエネルギー源にしています。体脂肪を分解するときには大量の酸素が必要なので、これらの運動を「有酸素運動」といいます。

「階段を上ったり、急に走ったりするとすぐに息が切れる」とか、「最近、疲れを感じやすくなった」という方は、心肺機能が低下していると考えられます。そんな方に、ウォーキングは最適な運動です。有酸素運動は心臓や肺などの呼吸筋を鍛え、心肺機能をアップさせますので、息切れや疲れやすさの改善につながります。

また、全身に酸素や栄養を届ける動脈は、年齢とともに老化し、弾力性がなくなって硬くなっていきますが、ウォーキングなどの有酸素運動を1日30分以上行うと、血管の弾力性が高くなる（やわらかくなる）ことがわかっています。

血管がやわらかいと、血圧が下がり、心臓への負担が軽くなるので、心疾患のリスクを抑えることができます。

脂肪を1キロ燃焼させるには?

厚生労働省の「国民健康・栄養調査報告」によると、男性の肥満者の割合は約3割にのぼります。男性は肥満のピークは40〜50歳代ですが、女性は年齢が上がるにしたがって肥満者の割合が増えていく傾向にあります。20歳代では8・9%しかいないのに、60歳代になると28・1%にまで増えるのです。

「私も若いころは細かったのよ!」

そんなセリフ、よく聞きますね。

「ウエストを1cm減らす」ことは、「約1kgの内臓脂肪を減らす」ことに相当します。脂肪1kgを減らすには、約7000キロカロリーのエネルギー消費が必要です。

もし、ウォーキングで7000キロカロリーを1カ月で消費するとしたら、1日当たり230キロカロリー。これは、歩数に換算すると約9000歩になります。

「そんなに!?」と思われた方、安心してください。ポールウォーキングなら、もっと少ない歩数で効率的にダイエットができますよ。

パンチ&プルモーションでウエストが引き締まる

ポールウォーキングのパンチ&プルモーション（68ページ）がスムーズにできるようになると、上体が回旋するようになり、ウエストにひねり運動が起こります。さらにパンチ&プルの動作を大きくしていくと、自然と骨盤が上体と逆方向に回旋するので歩幅が大きくなります。また、ポールウォーキングの専用ポールを使って歩くと、体のバランスがとりやすくなります。普段はちょこちょこ歩きをしている方でも、パンチ&プルの動作をマスターし、腕を大きく動かせるようになると、次第に歩幅が広がってきます。歩幅が広がる＝ウエストのひねりも大きくなるのです。

パンチ&プルの回旋運動で得られる効果は、わき腹の筋群をたくさん使うので、ウエストが締まってきます。さらに、インナーマッスルも強化され、筋肉量も増えるので、基礎代謝がアップして太りにくい体質になるのです。

1日10～15分程度、ポールウォーキングで質の高い運動をプラスすれば、すっきりとしたボディを手に入れることができます。

ポールウォーキングが体のバランス感覚を鍛える

野球選手が何千回も素振りの練習をするのは、よく知られていることです。同じ動作を繰り返すことで、脳がその動きを覚え、バットをふるために必要な筋バランスがついて、ボールをバットの芯に当てられるようになるのでしょう。

同じように、ポールウォーキングも続けていると、よい姿勢に必要な筋力、柔軟性、バランスが獲得できます。

体のバランスが悪く、小股でしか歩けない人でも、専用ポールの助けを借りれば、安全に片足に体重を乗せられますので、安定して歩けます。パンチ＆プルの動作をしながら、ポールウォーキングをすると、自然と歩幅が広くなってきます。

はじめは少しだけ歩幅が広がる程度かもしれませんが、筋肉がつき、体のバランスがよくなってくると、もっと大きな歩幅で歩けるようになってきます。

最終的には専用ポールを使わなくても、体のバランス感覚がよくなり、綺麗なウォーキングスタイルが自然と身につきます。

正しい姿勢で歩くと腰痛、肩こりが改善する

肩こりや腰痛は、多くの現代人が抱える悩みでしょう。原因は姿勢の悪さやストレス、太りすぎなど、さまざまです。

ウォーキングは筋肉の血流がよくなるため、肩こりや腰痛の解消に効果があるといわれています。ただ、散歩のようなウォーキングでは、こっている部分の筋肉はあまり使われません。

そこで、ポールウォーキングの出番です。

専用ポールを使用して歩くと、肩関節、ひじ関節、肩甲骨を大きく動かすので、首すじから肩まわりの筋肉が大きく使われます。この動きによって、首や肩の血行が促進され、肩こりが改善されます。

また、ポールウォーキング専用ポールを使用して歩くと、自然と歩幅が広くなり、股関節の可動域が大きくなります。このとき、ふり出した脚のほうのおしりの筋肉（大殿筋と中殿筋）がストレッチされるので、血行がよくなります。

先ほどお話した回旋運動による腹斜筋への刺激も、腰痛の改善に効果的に働きます。

肩こり

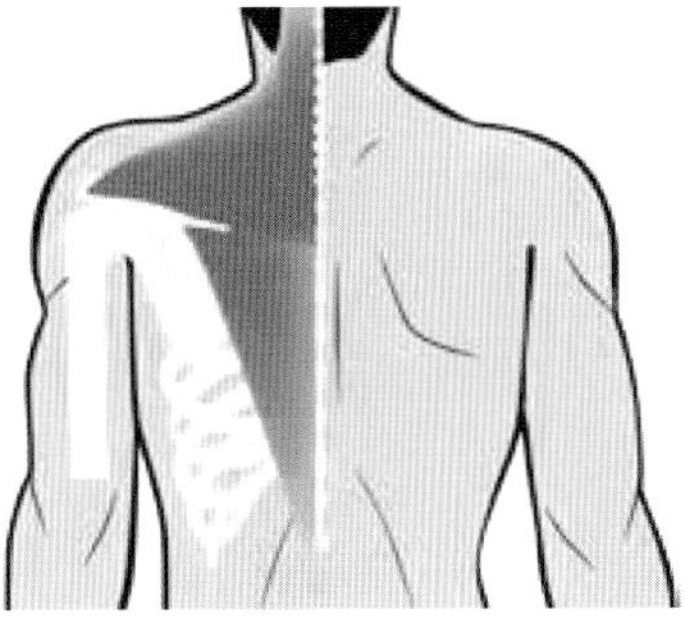

僧帽筋と広背筋の血流がよくなって
肩こりが改善

腰痛

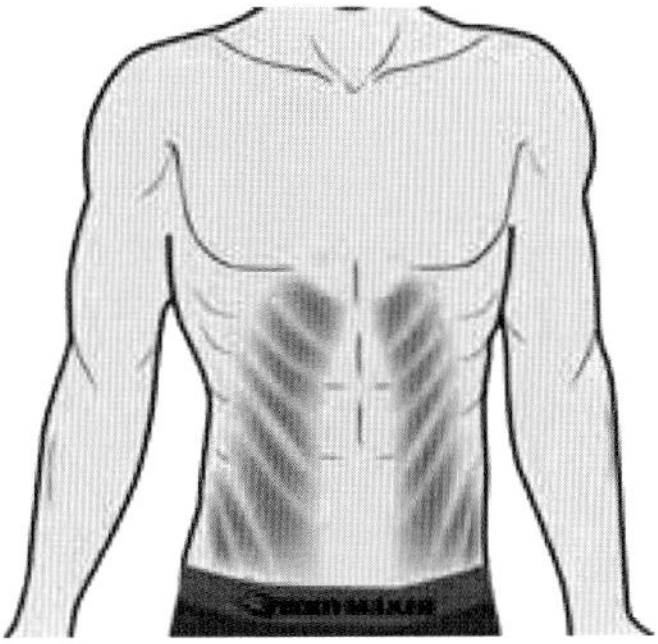

腹斜筋がストレッチされて
腰痛が改善

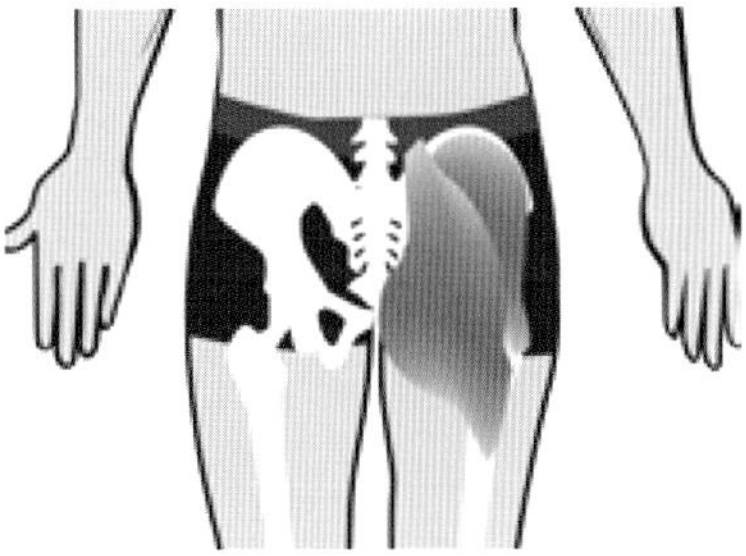

大殿筋と中殿筋が使われることで
腰痛が改善

ねこ背やスマホ巻き肩にも効果大！

椅子に長く腰かけていると、骨盤が後ろに倒れて、ねこ背になりやすくなります。

ねこ背は、首の後ろから背中の上部の筋肉が伸びている状態です。ですから、それらの筋肉にアプローチすれば痛みが改善されると思いがちです。しかし、実は、縮こまっている胸側の筋肉をほぐすことがポイントなのです。

ポールウォーキングは、1歩目に腕を前に出してポールを置き（パンチ）、2歩目に前に出したひじを後方へ引きます（プル）。このとき、胸の筋肉（大胸筋）が使われるため、ねこ背の改善になります。

このパンチ&プルモーションは、長時間のスマホ操作によって、肩部が体幹より前に出て内側に入り込んでしまう「スマホ巻き肩」にも有効です。

近年、シニアもスマホを操作する時間が増えてきました。スマホ巻き肩は、放置しておくとストレートネックになり、重症化すると脊椎症を引き起こすおそれがあります。

ねこ背や巻き肩の自覚がある人は、胸の筋肉を意識するようにしましょう。

ねこ背

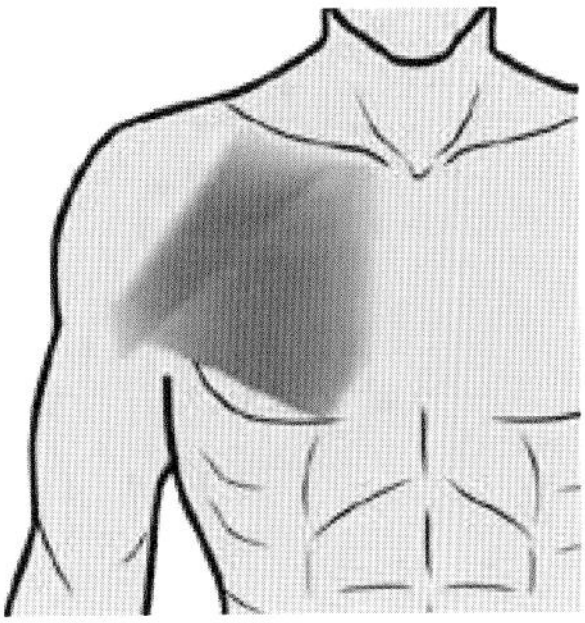

大胸筋がストレッチされてねこ背が改善

ねこ背、巻き肩

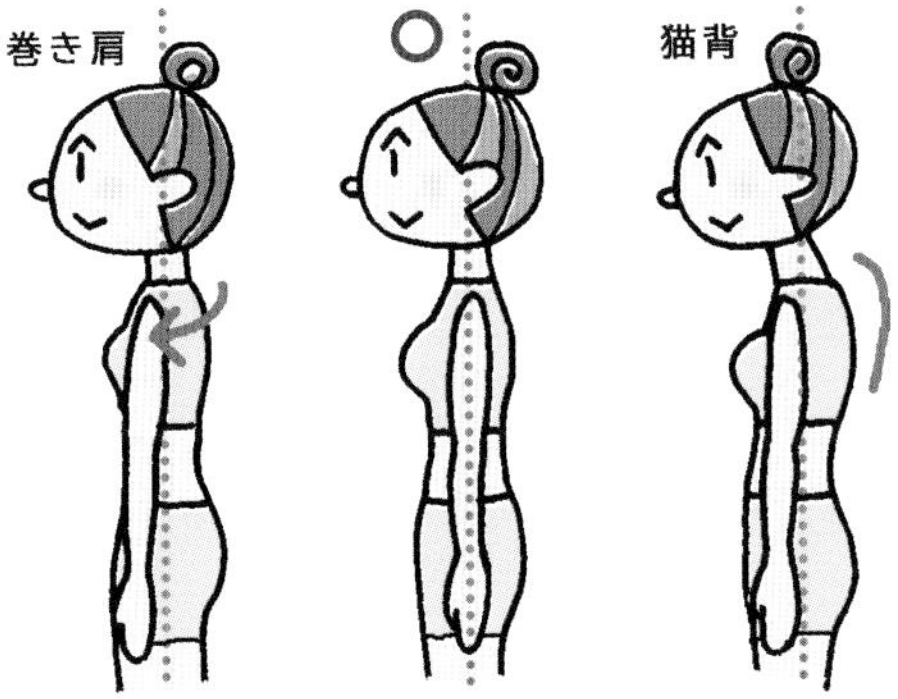

ポールウォーキングはねこ背、肩部が体幹より前に出て内側に入り込むスマホ巻き肩にも有効

シニアにぴったり！　ポールウォーキングの7つの特長

（1）両手にポールを持つから転倒しにくい

人は転ぶとき、前か横方向に転倒することがほとんどです。

両手にポールを持つと、4本足になったようなものです。

下の図のように、両足だけで立ったときに比べて、体重を支えるための床面積（支持基底面）が倍以上に広がりますから、安定して立つことができます。

1本杖よりも横揺れの少ない、左右のバランスの取れた歩行が可能になります。

また、ストレッチや筋トレを行う際も、支持基

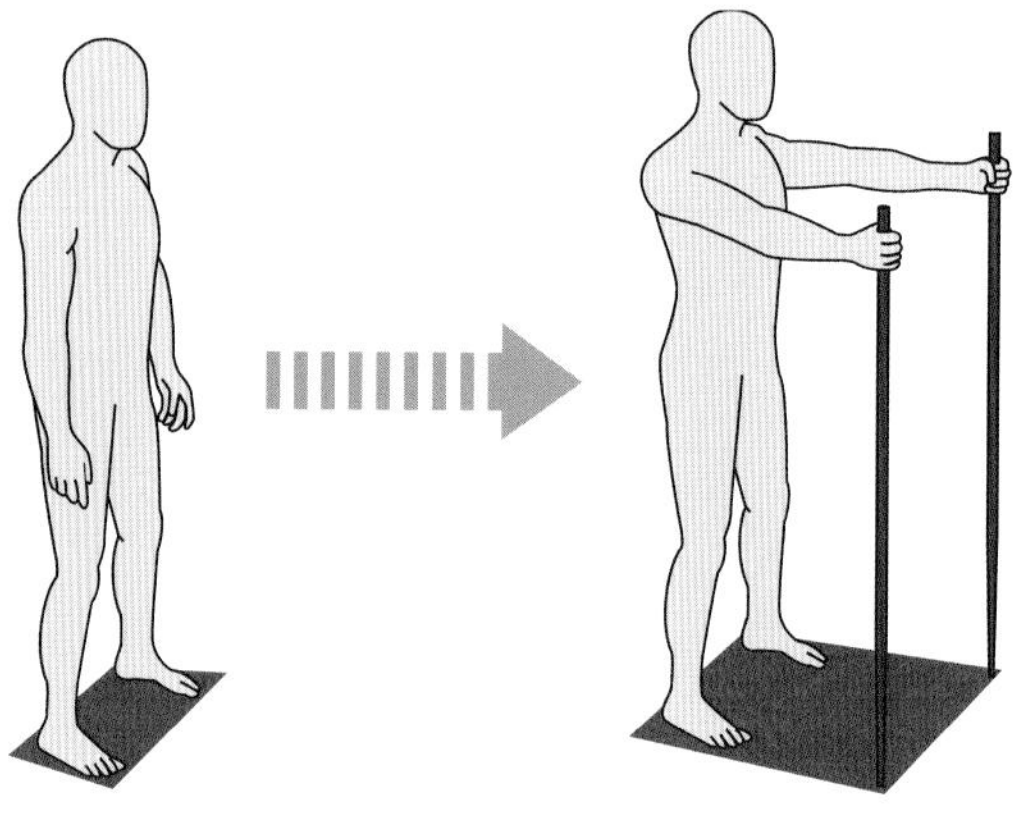

ポールを持つと基底面が広がる

底面が広くなることで安定したポジションを保てるため、安全に、可動域を大きく伸ばしたり、効果的にトレーニングしたりすることができます。

（2）日常の「歩く」が運動になる

寝たきりになって歩けなくなれば、遊びに行くこともできません。歩ければ楽しい所へ行けるのです。

日常の移動する手段としての「歩く」がそのまま健康体操としての「運動」になるのが、ポールウォーキングの大きな特長です。

（3）体力のない人でも大丈夫

ポールウォーキングは全身運動ですから運動としての負荷は高いですが、ポールが体を支えてくれるので、体への負荷は小さくなります。

そのため、体力や筋力の落ちているシニアも無理なく始めることができます。

（4）ひざや腰に痛みのある人もできる

慢性的な関節や筋肉の疾患を抱えているシニアは年々増えており、なかでも変形性膝関節症の人は、全国で約2500万人いるともいわれます。

変形性膝関節症は、歩くと痛んだり、O脚になったり、ひざ関節が伸びなかったりするなどの症状が起きるため、ますます運動から遠ざかってしまいがちです。

そのような人でも、専用ポールがあれば、徐々に歩幅を広げて歩けるようになります。筋力がついてくると、O脚の変形もしだいに改善していきます。

同じように、骨粗しょう症や腰痛、関節痛の人も、姿勢の改善、筋力アップをはかることができます。

また、病後やケガをした後の体力回復にもポールウォーキングは有効です。

巻末に疾患別の運動メニューをまとめましたので、ぜひ参考になさってください。

（5）難しい知識や技術なしでも始められる

ポールウォーキングは両手でポールを使って歩くだけですから、習得が簡単です。

15分くらいあれば、どなたでもできるようになります。

ポールの使い方、正しい歩き方は、第4章で解説します。

（6）引きこもりがちな人も外歩きでどんどん元気に

家の中にじっとしていると、気持ちもふさいでしまいます。屋外へ出ていつもと違う場所を歩くと新しい発見があったり、仲間と一緒に運動すると自然と笑顔になったりするものです。

ポールウォーキングは一人でもできますが、おすすめはグループや友達と歩くこと。おしゃべりしながら歩いていると、1時間もあっという間です。気が付けば本人も驚くほどの距離を歩いていることもしばしばです。

そんな経験が励みとなり、ますます歩くことが楽しくなっていきます。

（7）100歳まで続けられる

私がポールウォーキングを指導した最高齢は95歳です。60代70代にまじって1時間くらい、最後まで問題なく歩けます。

ただ、体力は人それぞれですから、例えば公園に集まって歩くときは、体力がある人は大まわりしたり、何周もまわったりすればいいですし、体力に自信がない人は内まわりをすればいいのです。

長く歩くことが難しい人は、ストレッチや筋トレをするだけでも体力や柔軟性アップがはかれます。

ポールを使ったストレッチや筋トレの方法も、この後紹介していきたいと思います。

第３章

ポールウォーキングは準備から楽しむ！

専用ポールの選び方

ポールウォーキングで使用するポールは、ウォーキングの運動効果を飛躍的に高めてくれる専用の道具です。

見た目はスキーのストックに似ていますが、狭い道路や自宅まわりの歩道でも快適に歩けるように設計されています。

スポーツ用品店や介護用品店で購入でき、ネット通販でも手に入ります。また、全国各地のポールウォーキング協会の認定コーチから購入することができます。

素材やカラーバリエーションが豊富で、持ち運びに便利な折り畳めるタイプ、超軽量タイプもありますので、楽しんで選んでみてください。早朝や夕方、夜間に歩きたい方には、反射材が光る安全タイプもあります。

まずは実際にグリップを握ってみて、握りやすさを確認しましょう。

あなたの身長にピッタリ合わせる必要がありますので、長さの調整がしやすいかどうかもチェックします。地面に突く先端ゴムの滑りにくさも確認ポイントになります。

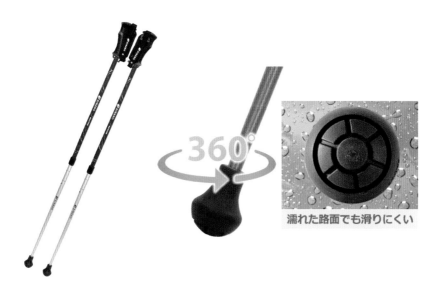

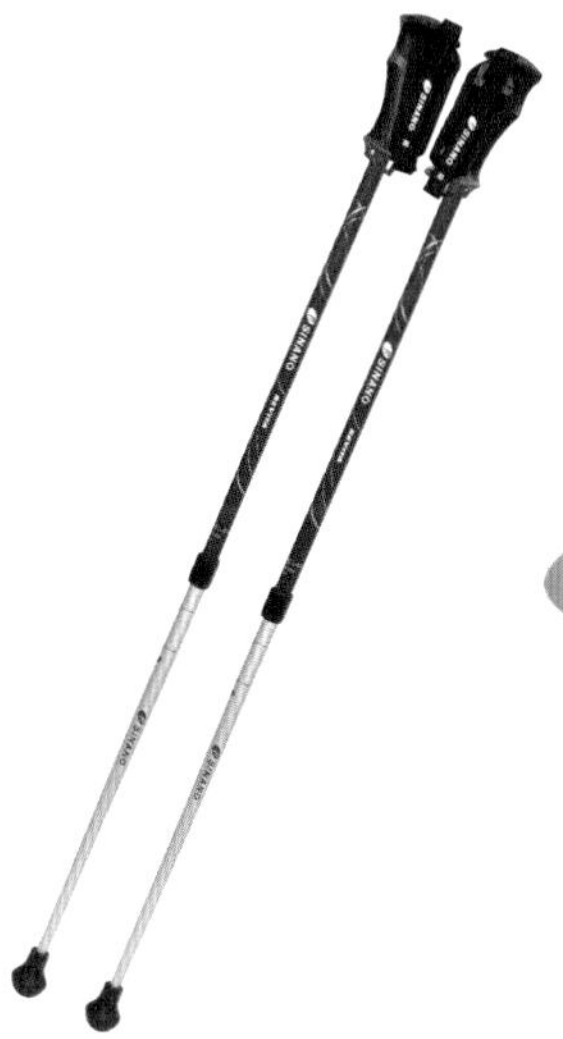

専用ポールの選び方

【グリップ】

手首を痛めないように、また血圧を上げないように、強く握らなくてすむ設計になっています。右手に持つグリップには赤いマークが付いています。握りやすさをチェックしましょう。

【シャフト】

長さが調整しやすいかをチェックします。

回転式やクリップ式があります。

【先端ゴム】

全方向への滑りにくさを確認しましょう。

ノルディックウォーキング用のポールと間違えないで

ポールウォーキングのポールと間違いやすいのが、ノルディックウォーキング用のポールです。ノルディックウォーキングは、ポールを後方へ突いて押し出す「スキーウォーク」が特徴です。そのため、先端のゴムの形状が、後ろ斜めに突くように設計されています。それに対して、ポールウォーキングの先端ゴムは360度、どこでも置けるように球状をしています。

もう一つのわかりやすい違いはグリップです。ノルディックウォーキングのポールのグリップは、ストラップを使ってしっかり握る仕様になっています。一方、ポールウォーキングのポールは、ストラップに手を通して軽く握るだけです。

もし、足腰に不安があるとか、体力にあまり自信のない人がノルディックウォーキングのポールを使うと、ポールを後ろに突いたときに、その反動で前へ転倒してしまう恐れがあります。シニアにとって、転倒による骨折は、健康寿命を縮める大きな要因となります。くれぐれも間違いのないように選んでください。

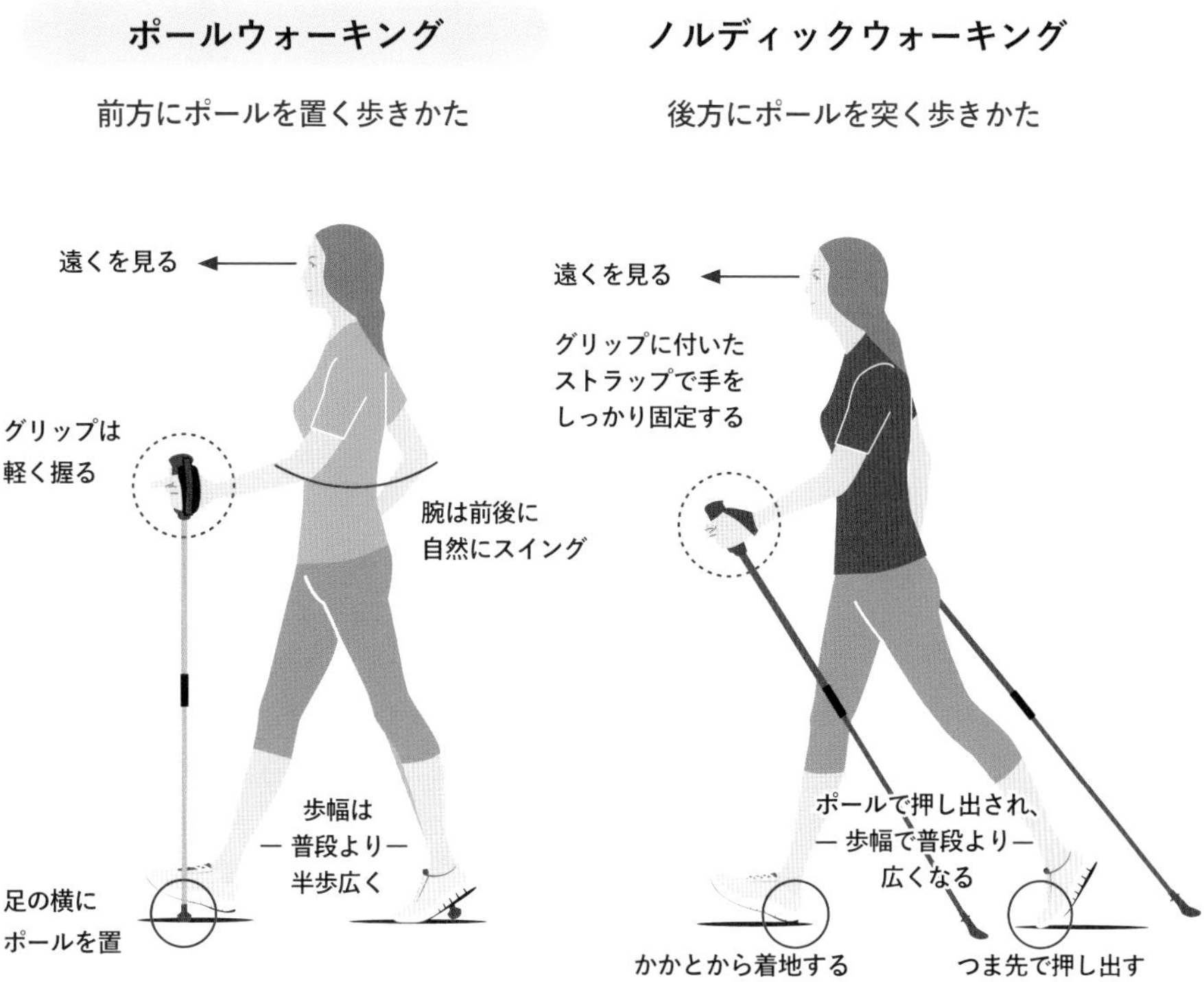

ポールウォーキングとノルディックウォーキングの違い

	ポールウォーキング	ノルディックウォーキング
発祥地	日本	フィンランド
発想の原点	スポーツドクターが考案	ノルディックスキーのトレーニング
ポール先端の接地の仕方	ポール先端をかかとの横に置く	ポール先端を前後の足の間に突き、地面を押し出す
目指すところ（ゴール）	ポールを持たない歩行	ポールは必要な歩行

自分の身長に合わせてポールの長さを調節しよう

専用ポールは、歩行をサポートしてくれる〝パーソナルトレーナー〟です。頼りになるトレーナーになってもらうために、まずはあなたの身長にピッタリ合わせる必要があります。

手順は次のとおりです。

①ポールを垂直に立て、グリップの上に手をのせます。ポイントは、小指の付け根の下にグリップがくるようにすることです。

②ゆっくりポールを押し下げ、ひじが直角（90度）になるところで止めます。このときのポールの長さが、あなたの身長に見合った正しい長さです。

ひじの角度は鏡を見たり、身近な人に見てもらったりして、直角になっているかを確認しましょう。

③ポールの長さが決まったら、ポールをしっかりと固定します。

固定の方法はポールの機種によって異なります。ねじのようにまわすタイプ、ボタンタイプ、レバーロック式があります。

ポールの長さの合わせ方

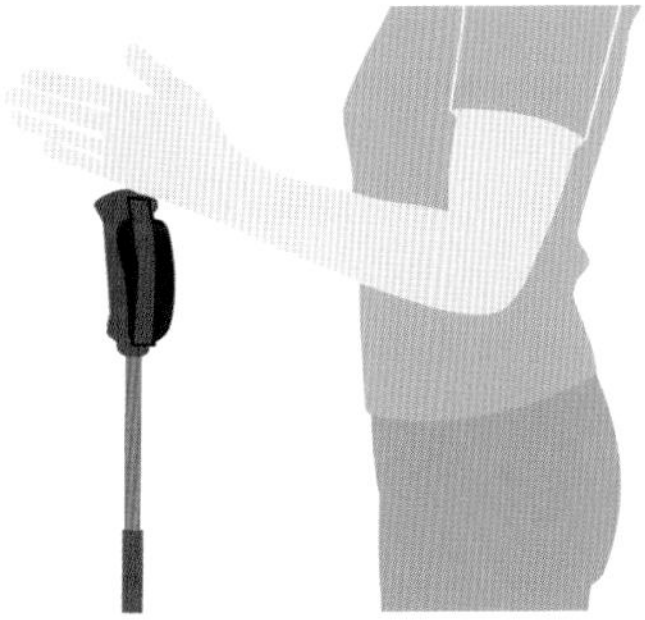

グリップの上に小指のつけ根をのせる

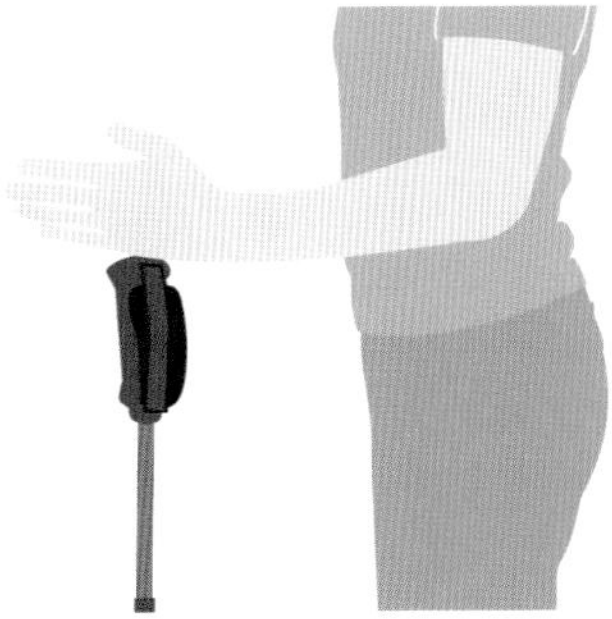

ひじが直角になるところで止める

ポールをひじが直角になる長さに合わせることで、ポールウォーキングで腕をふるときに、手首や肩への負担が軽くなります。

ポールの長さは身長から計算して求めることもできます。

［ポールの長さ＝身長×0.63］

グリップはギュッと握らない

ポールウォーキングのグリップは、ストラップに手を通し、親指の付け根までしっかり手を入れて軽く握ります。このときに大切なのは、力を入れてギュッと握らないことです。

次に人差し指を、前方を指すように伸ばします。そうすることで、手首、ひじ、肩の動きがスムーズになります。

人差し指に力が入っていると、ポールをコントロールするときに手首が内側に曲がったり、外側に曲がったりしてしまいます。手首に痛みが生じる原因になりますので、人差し指を伸ばすときも、指に力を入れないようにすることがポイントです。

グリップの正しい握り方

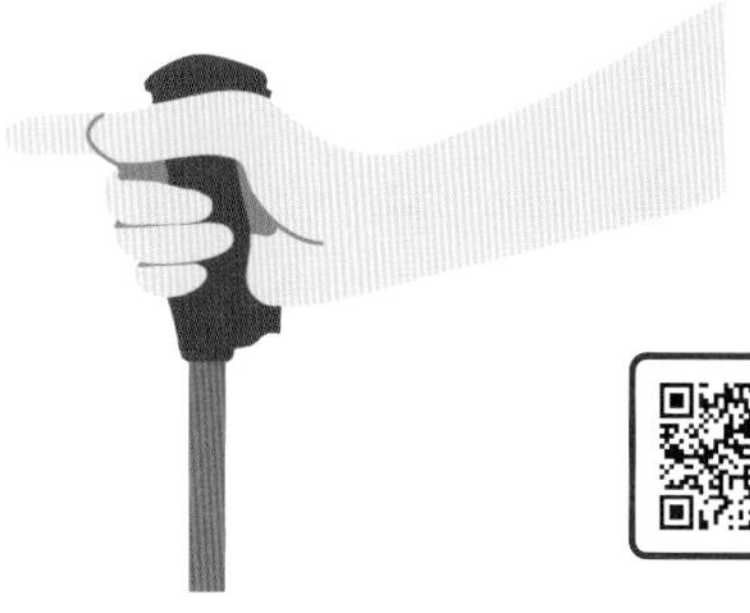

動画でチェック！

人差し指は前方に伸ばし、
親指・中指・薬指の３本で軽く支える

足を痛めない靴選び

靴は、ウォーキングやランニングに適したものにしてください。

購入する際の試し履きでは、靴に足を入れたら、かかとをトントンとして、かかとの部分を合わせます。足指の先に1、2cmの余裕があり、足指を自由に動かせるかを確認します。また、靴の幅がきつすぎたり、ゆるすぎたりしないかもチェックしてください。

次に、かかとを浮かせてみて、ひもを結びます。つま先で地面を蹴り出したときに、靴の先端が曲がるものがいいでしょう。

最後に両足とも履いて、実際に歩いてみます。かかと、つま先、足の甲など、靴擦れしそうな部分がないかを確認します。

足のサイズは時間帯によって変化します。朝歩くことが多いならば午前中に、夕方歩くことが多いならば午後に靴を買いにいくことをおすすめします。

なお、靴擦れ防止のため、靴下は厚手で、くるぶしより上まである丈のものを履くようにしましょう。

夏は通気性のよい服を選び、冬は防寒をしっかりと

ポールウォーキングは屋外で行い、運動量も多いため、ウエアには配慮が必要です。

夏場はかなりの汗をかきます。熱中症にならないように、通気性がよく、さらっと乾きやすい素材を選びましょう。

冬場も意外に汗をかくものです。はじめは寒くても、歩き出すと体温が上がり、暑くなってきますので、脱ぎ着がしやすい服装にします。あまり着こむとポールを持つ手をふりにくくなりますので、薄手のものを重ね着するといいでしょう。風が強い日は、風を通さないウインドブレーカーなどがおすすめです。

私はよく皆さんに「ぜひ、おしゃれをしてきてください」とお話ししています。

服装は大切です。不思議とおしゃれをするだけで、姿勢もよくなるものです。普段着とは違うスポーティな服装で、髪型やお化粧にもちょっと力を入れて出掛ければ、ポールウォーキングへの意欲も増します。気分が上がると、同じ運動をしていても楽しいのです。

「そのウエア、素敵ね」なんてお互いをほめあえば、会話も弾みますよ。

日焼け止めと帽子は必須アイテム

ポールウォーキングを行う際には、帽子を忘れずにかぶりましょう。夏はもちろん、冬も防寒のためにあったほうがいいでしょう。

日焼け止めも必須です。近年は、紫外線の強さが昔と違います。女性だけでなく、男性も塗るようにしてください。

バッグを持参する場合は、両手にポール以外、何も持たずにすむように、リュックかウエストポーチがおすすめです。

その他のアイテムとしては、ポールを持つ手に汗をかくと、留め具のところで手が擦れて痛くなることがありますので、薄手の手袋があるといいでしょう。ポールウォーキング専用のグローブもあります。

万歩計があるとモチベーションが上がる、という方は付ければいいですし、歩数でポイントが貯まるウォーキングアプリもあります。ぜひいろいろな楽しみ方を見つけていただきたいと思います。

水筒を用意してこまめに水分補給

ポールウォーキングを行う際の飲み物は、水に少量の食塩と糖分を含んだものがいいでしょう。温度は冷たすぎず、5～15℃くらいで。コーヒーやお茶に含まれるカフェインには利尿作用があるので、屋外で行うポールウォーキングにはあまりおすすめできません。

スポーツドリンクでもいいですが、糖分が多いので薄めるとよいでしょう。

シニアはのどの渇きを感じにくくなっていますので、「のどが渇いた」と感じる前に、計画的に飲むようにします。運動の20～30分前に200～300㎖、運動中は15～30分ごとに200㎖くらい飲むようにしましょう。運動後も忘れずに補給してください。

冬も汗をかきますので、夏と同じように水分をとりましょう。

人の体は約60％が水分でできています。汗をかいて体の水分が減ると、血液の粘度が増して血管がつまりやすくなり、脳梗塞や心筋梗塞のリスクが高まります。

また、シニアは発汗による体温調節がしにくくなっていますので、高体温や低体温、脱水状態にならないためにも、水分補給はとても大切です。

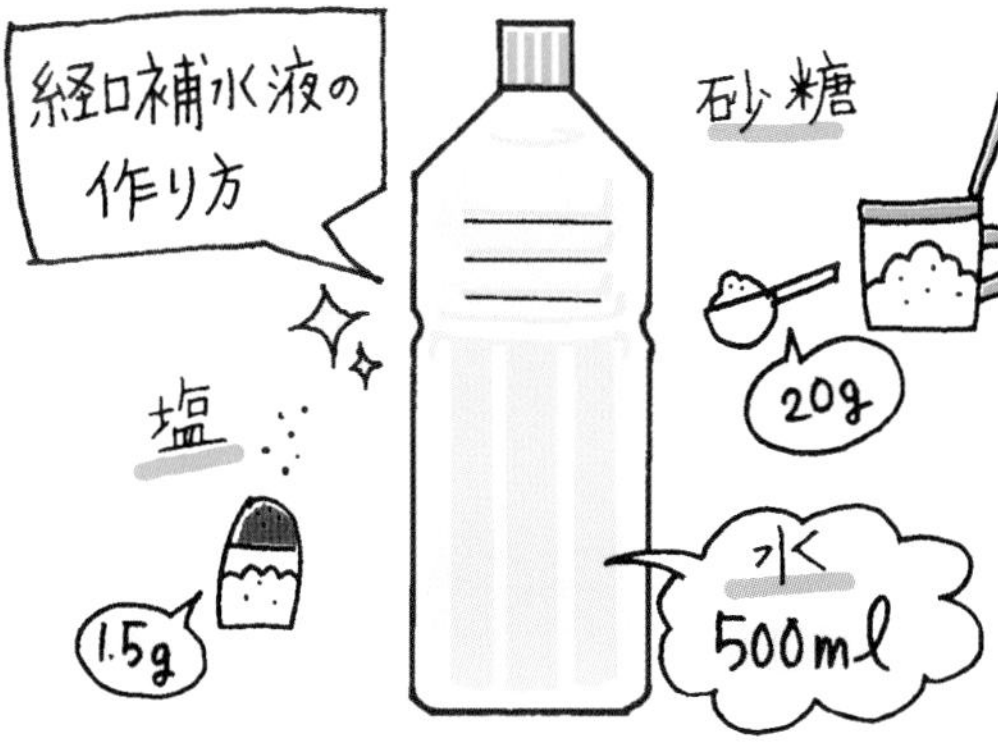

水分補給の目安

運動前	2～3時間前に500～600 ml
	20～30分前に200～300 ml
運動中	15～30分ごとに200 ml くらい
運動後	2時間以内に水分と、炭水化物、ミネラルも補給

ポールを使ってウォーミングアップ

ウォーミングアップは、ポールウォーキングを安全に始めるための、筋肉と関節の準備体操です。体温や筋温を上げて筋肉への血流を促し、筋肉や腱をやわらかくして、関節の可動域を広げる効果があります。次の5つは必ず行いましょう！

いずれもグリップを握らずに、手をポールの上にのせて行います。

①肩・首・足首まわし
②ふくらはぎとアキレス腱のストレッチ
③脚ふりこ
④肩まわし
⑤ももさすり

ポールウォーキング後は、クーリングダウンも同様に行います。筋肉疲労を解消し、筋肉痛や関節痛を予防しますので、運動後の大切な体操です。ウォーミングアップよりもゆっくりと、時間をかけて行ってください。

動画でチェック！

① 肩・首・足首まわし

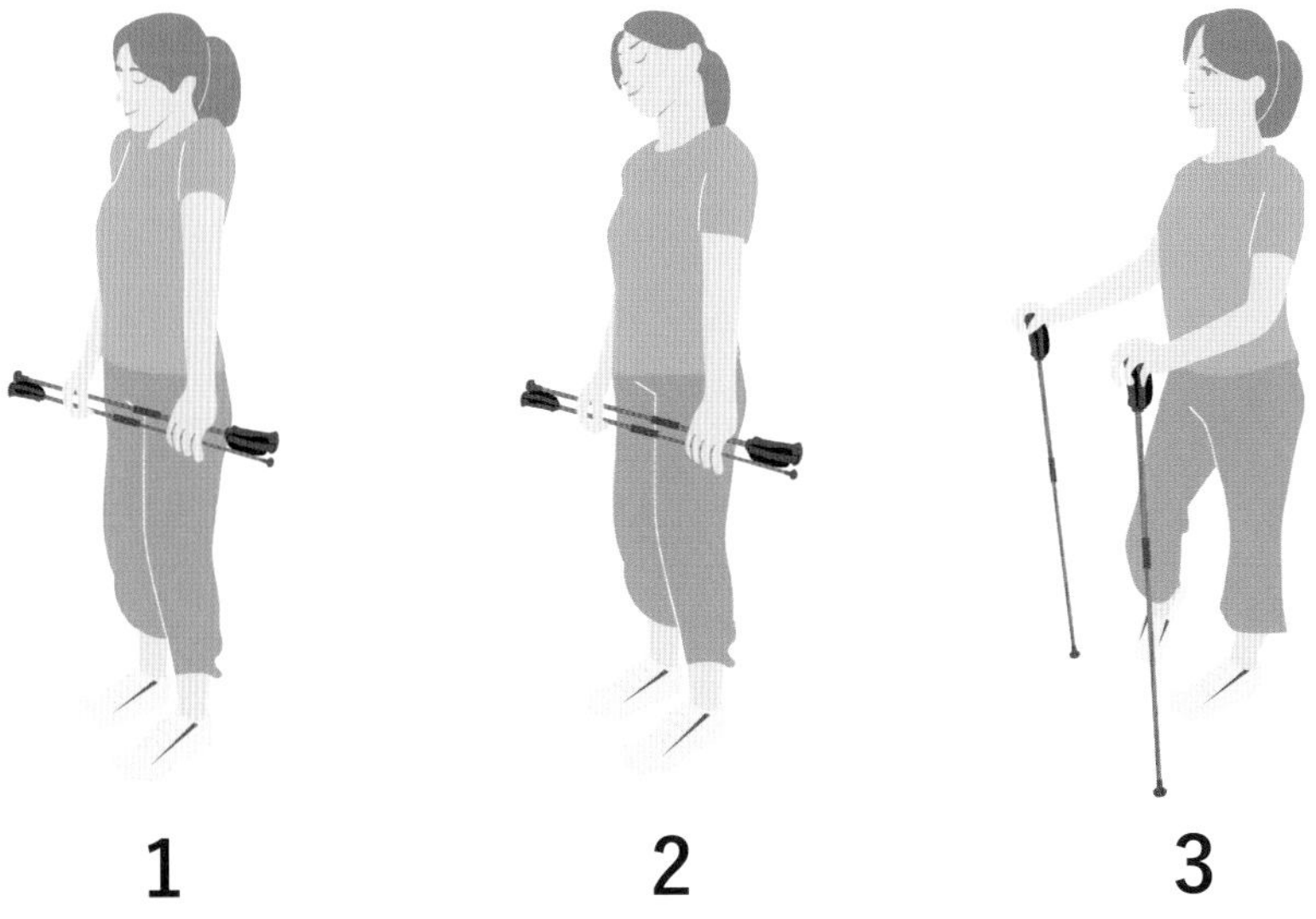

1 肩 ―――――― ポールを束ねて両手で持ち、足を肩幅に広げる。
腕の力は抜いたまま、肩の上げ下げ。

2 首 ―――――― 腕の力は抜いたまま、首を左右に傾ける。
首まわしは前側のみ、ゆっくりと数回行う。

3 足首 ――――― ポールのグリップ上部に手をのせ、
左右の足首をよくまわす。

② ふくらはぎとアキレス腱のストレッチ

左右 2回

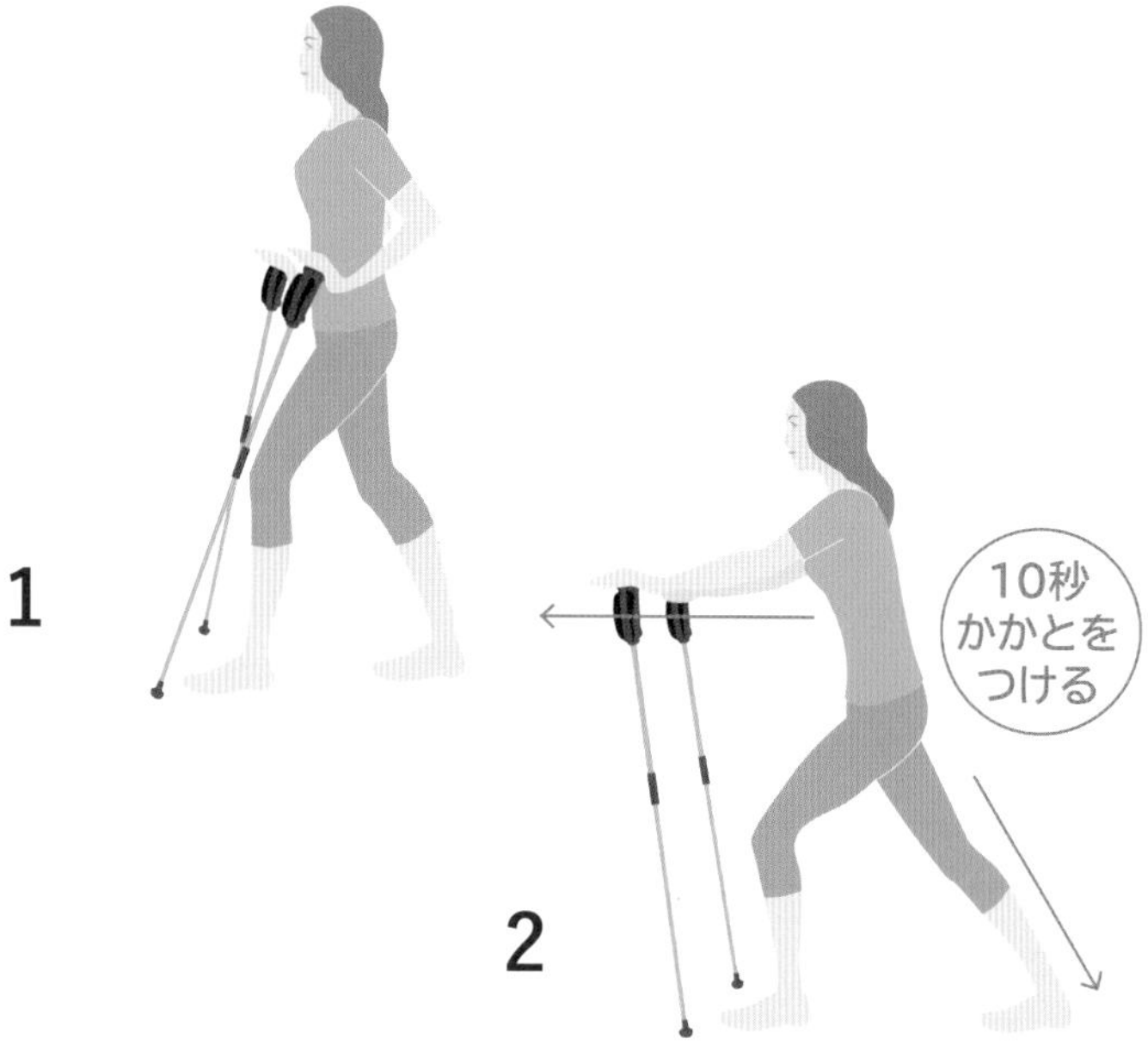

Point ・伸ばすときは息を吐きながら

1 ポールを肩幅より広めについて、両足を揃えて立ち、右足をまっすぐ後ろに1歩ひく。

2 つま先、ひざを正面に向け、かかとを地面に押し付けるイメージで10秒間伸ばす。
左足でも同様に行う。

③ 脚ふりこ

前後
10回

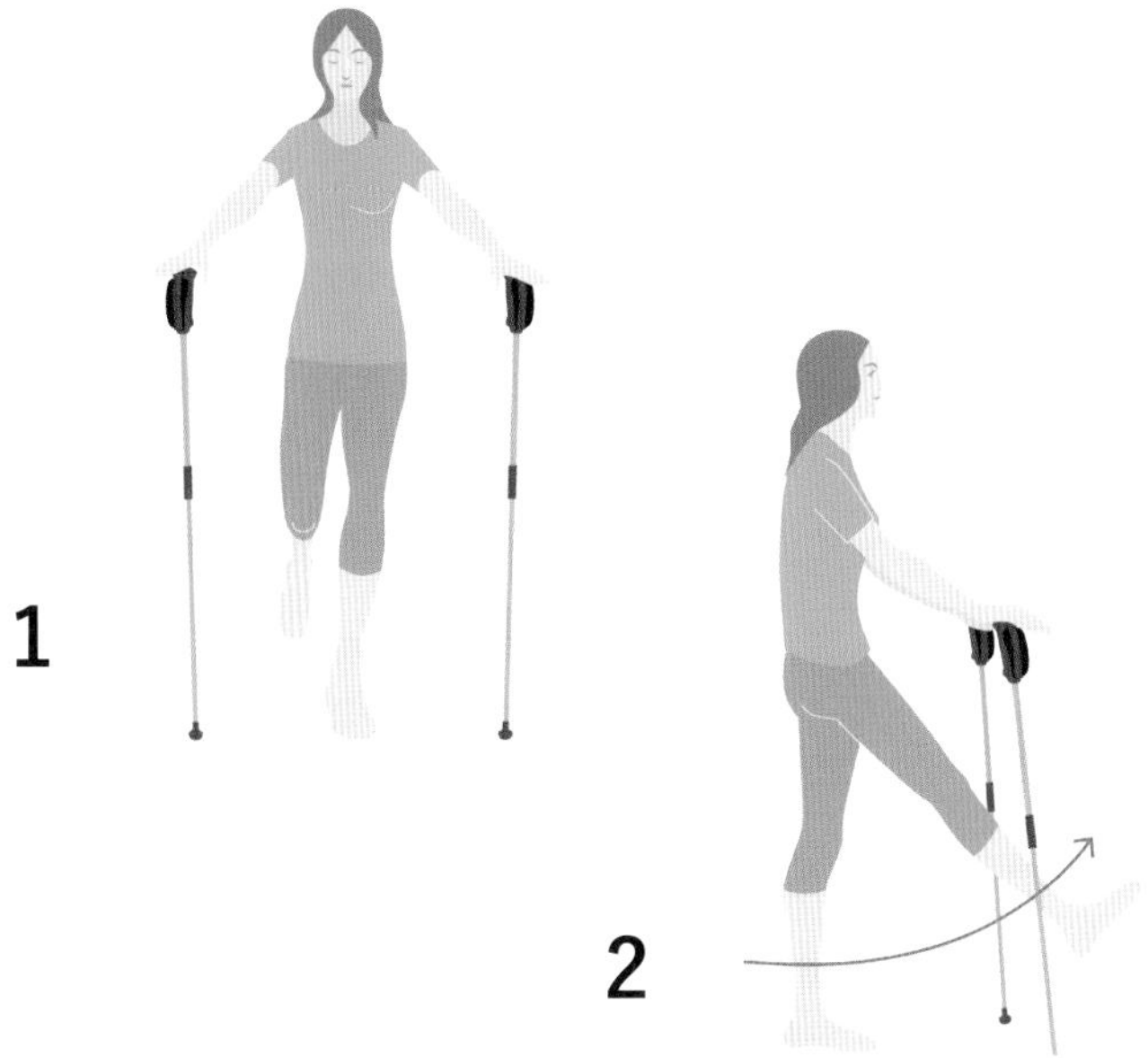

Point ・脚にあまり力を入れないように

1 ―――――― ポールを前に少し広めにつき、手はグリップの上に置く。

2 ―――――― 脚をふりこのように前後にふり、股関節を大きく動かす。

④ 肩まわし

内外
10回

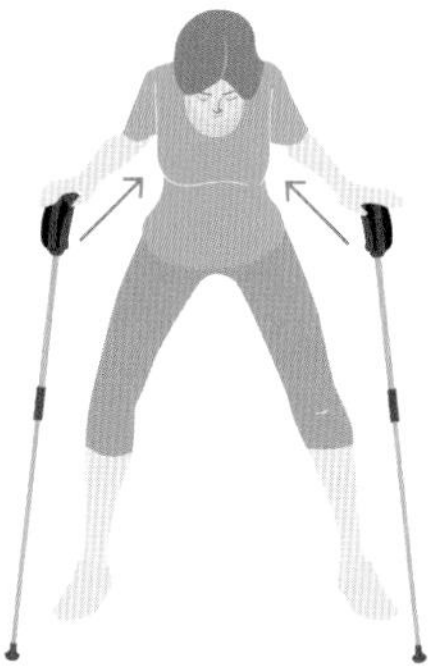

1

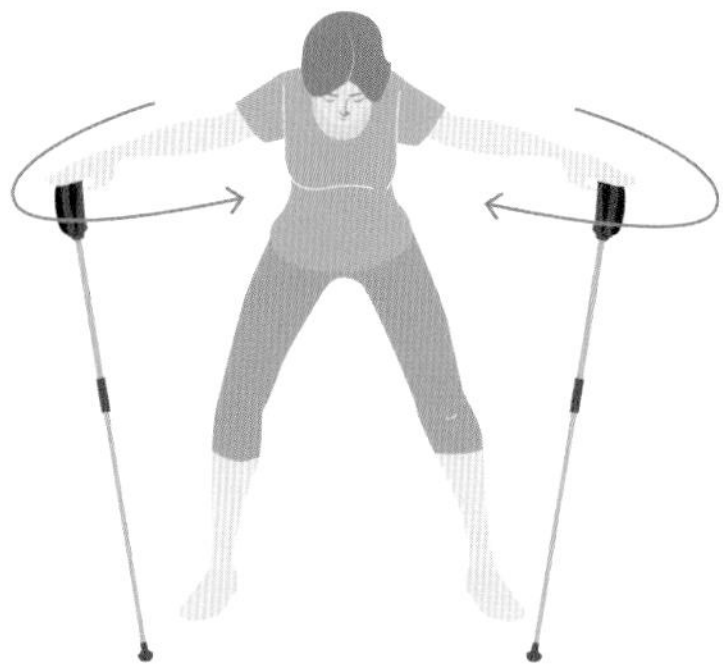

2

Point ・肩甲骨の動きを意識する

1 ―――― 足を肩幅に広げ、ポールを一歩前につく。

2 ―――― 上体を前に倒し、平泳ぎを泳ぐように、内から外に大きく肩をまわす。外から内の反対まわしも行う。

⑤ ももさすり

10回

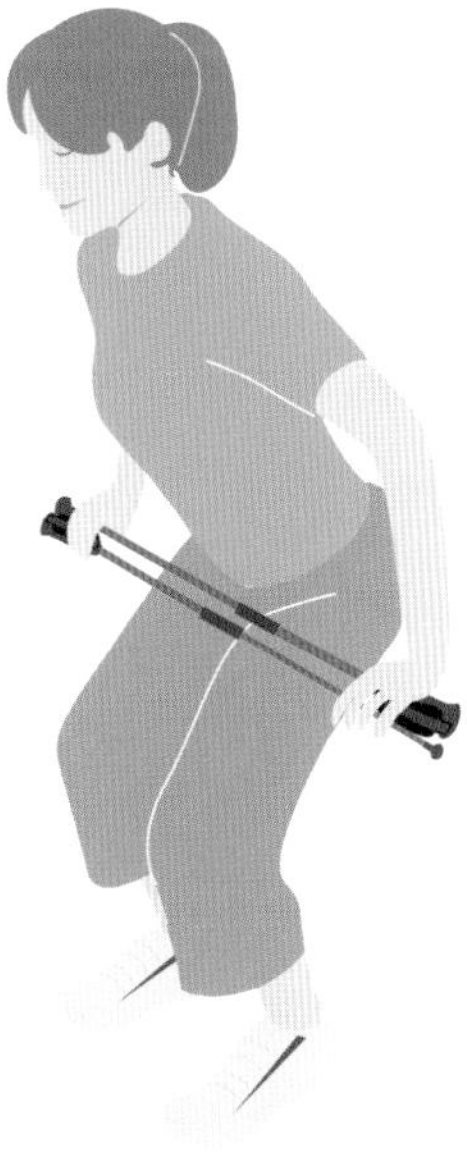

Point ・あまり強くせず、気持ちいいと思うくらいで

ポールを束ねて両手で持ち、足を肩幅に広げる。
軽くひざを曲げ、ポールでももをさする。

ポールウォーキングを始める前の体調チェック表

1	体温は37度より高くありませんか？	37度以上 □
2	体はだるくありませんか？	だるい □
3	昨晩の睡眠は十分にとれましたか？	不十分 □
4	食欲はありますか？	ない □
5	頭痛や腹痛はありませんか？	ある □
6	関節の痛みはありませんか？	ある □
7	疲労はありませんか？	ある □
8	血圧は普段より高くありませんか？	高い □

※　１つでもチェックがあれば、運動は避けて、休養をとるようにしましょう。

※　最高血圧180以上、最低血圧110以上の人も運動しないでください。

※　疾患のある方は、事前にかかりつけの医師に相談してください。

第４章

さあ、近所や町を歩いてみよう！

スタートポジションから足を踏み出す

いよいよ実際にポールを持って、歩く練習をしてみましょう。最初は少し難しいと感じるかもしれませんが、どなたでも必ずできるようになりますので大丈夫です。

まずは、足の踏み出しから始めます。

❶スタートポジションは両足を揃え、ポールを足の横に置いて立ちます。両ひじは、グリップが腰骨に触れるまでしっかり引きます。

❷左足を踏み出すと同時に右手もふり出し、ポールを前に置いたら、すぐにスタートポジションに戻ります。左利きの人は、右足を踏み出すと同時に左手をふり出しましょう。この動作を数回繰り返します。

足の踏み出し練習

動画でチェック！

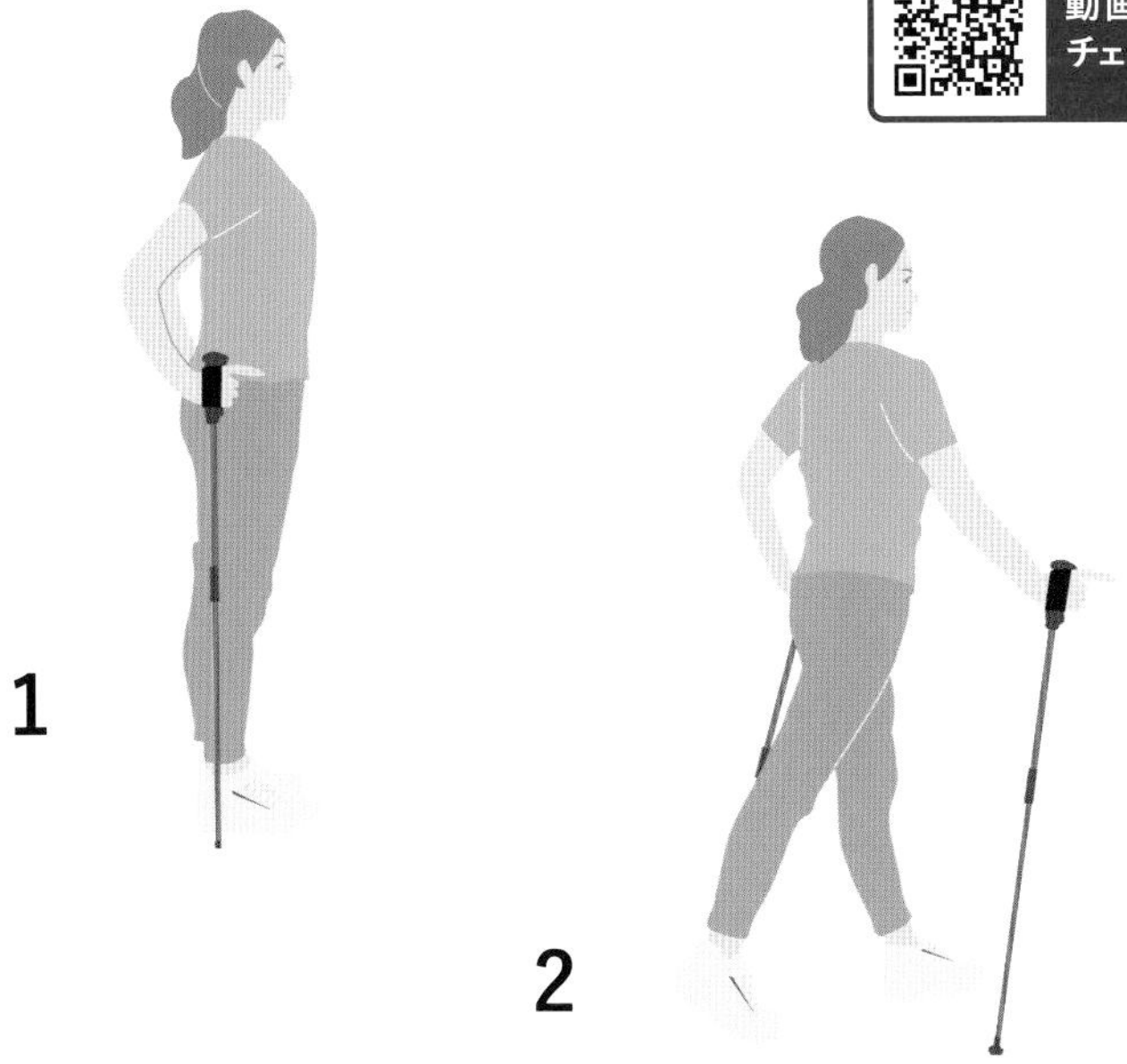

1———スタートは両足を揃え、ポールを足の横に置く。グリップが腰骨に触れるまで、両ひじをしっかり引く。

2———左足を踏み出すと同時に右手もふり出し、ポールを前に置いたら、すぐにスタートポジションに戻る。
「右手・左足」と口に出すことで、動作がスムーズに行える。

次に、腕のふり方（パンチ&プルモーション）の練習です。

ポールウォーキングの効果を高めるために、パンチ（ポールを持った手を前に出す）とプル（ひじを後ろに引く）の動作は欠かせません。

左右のひじを交互に、前に伸ばす、後ろにひじを引く、を繰り返します。

スムーズにできるまで繰り返しましょう。

1

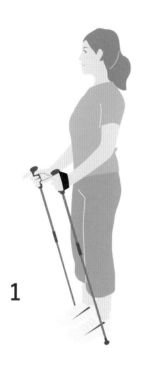

1 ――― **スタートはポールの先端をかかとの横に置き、両手は軽くひじを曲げて前方に出す。**

腕のふり方（パンチ＆プルモーション）

動画で
チェック！

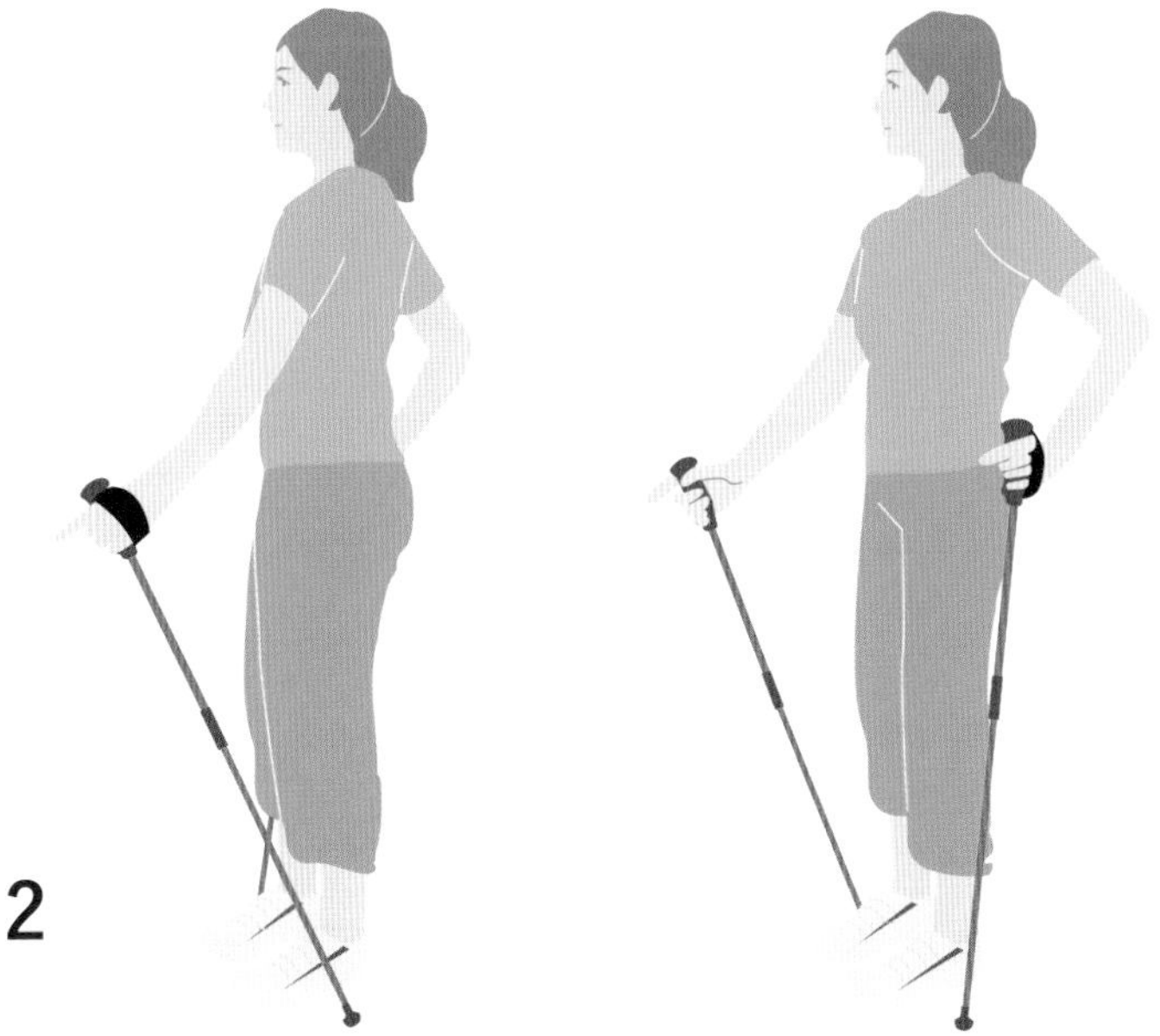

2 ―――左右のひじを交互に「前に伸ばす」「後ろに引く」を繰り返す。

ポールウォーキングの正しい基本姿勢

ここで、ポールウォーキングの正しい基本姿勢をマスターしましょう。
ポイントは以下の３つです。

❶遠くを見る
❷歩幅は普段より10㎝（1足分の半分くらい）大きく踏み出す
❸ポールは踏み出した足のかかとのあたりに置く

手と足が一緒になってしまうときは、歩き出す前に「右手・左足」と数回声に出します。声に出すことで、脳が体に指令しやすくなるので、スムーズに体を動かせるようになります。

また、腕の力を抜くのも有効です。緊張していると手足が一緒になりやすくなります。まずはポールを持ったまま、だらんとして歩いてみましょう。次第に手足が正しく動いてきます。

ポールウォーキングの正しい基本姿勢

動画で
チェック！

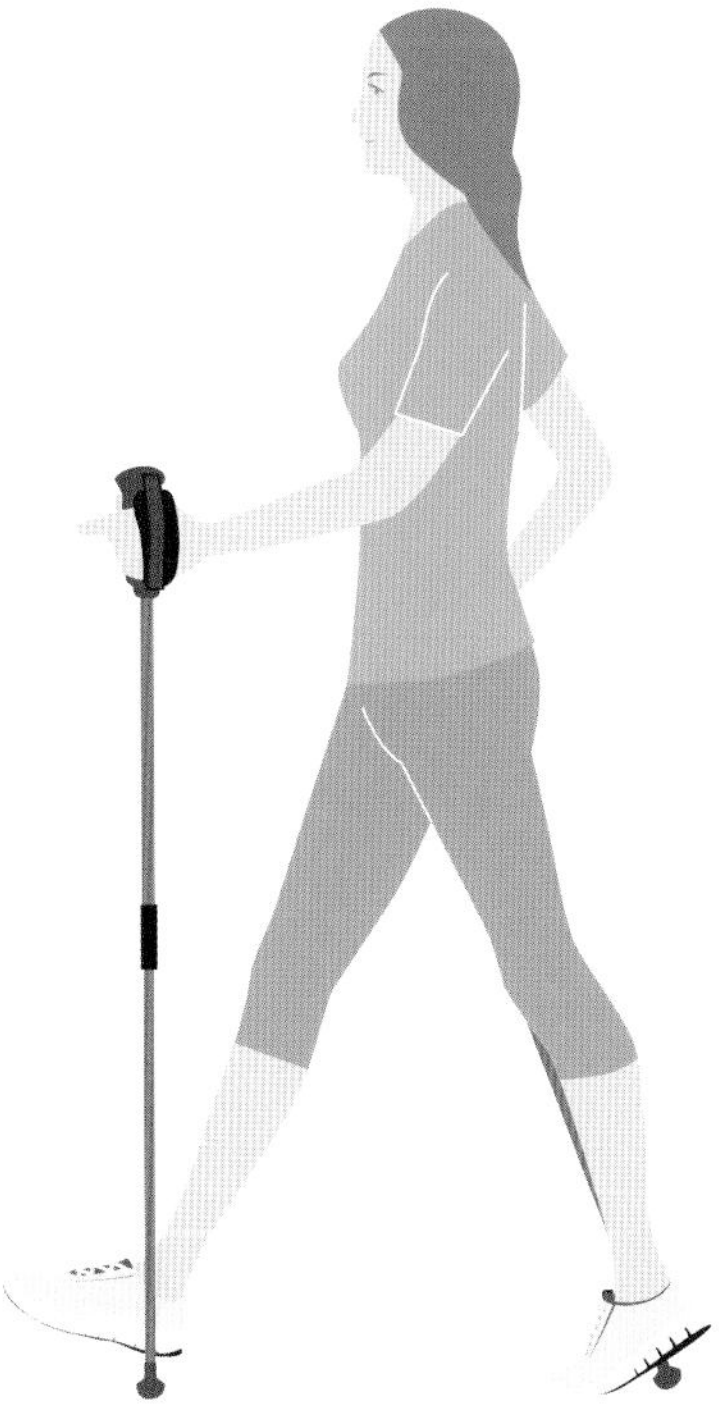

Point

- 遠くを見る
- 歩幅は普段より 10㎝（1足分の半分くらい）大きく踏み出す
- ポールは踏み出した足のかかとのあたりに置く

最初は自分の歩幅でしっかり歩き〜1段ギア

基本のフォームで注意することは2点だけです。

グリップを強く握らないことと、テンポよく歩くこと。これで正しい基本姿勢で歩くことができますよ。

ポールウォーキングは、歩き方によって運動の強度を調節することができます。

まずは、買い物や散歩に行くときと同じように歩いてみてください。

腕を自然に軽くふって、前に出したポールの先端を前足と同じ位置に着地させましょう。ふだんの歩幅、ふだんのスピードが「1段ギア」の歩き方です。

1段ギアなら、これまで運動習慣のなかった人や、筋力や体力に自信のない人でも無理なく歩けます。

ただし、1段ギアといっても通常のウォーキングよりも運動効果が高いので、いきなり15分以上歩くと疲れてしまうと思います。5〜10分歩いたら休憩を入れたり、水分補給をしたりしてください。時間や距離をのばすのは、体が慣れてからにしましょう。

5分×4回でも20分間歩いたことになる

1段ギアの歩き方はとても安全ですので、ひざや腰に不安がある人のリハビリにも向いています。また、加齢によって体にゆがみが生じ、歩行がアンバランスになっている人でも、1段ギアなら大丈夫です。

継続して歩くと、どうしても疲れてしまうという人は、例えば5分間ずつを1日4回歩いても、20分間のウォーキングと同等の効果が得られます。

忙しくてまとまった時間がとれない人も、細切れの時間で数回に分けて歩くようにするとよいでしょう。

ウォーキングは足し算ができるのです。

くれぐれも、その日の天候や体調に合わせて、無理なく行ってください。

1段ギアでもじゅうぶんに有酸素運動ができますが、慣れてきたら歩幅を広げてみましょう。

これが、「2段ギア」の歩き方です。

重心が安定してきたら手を前に伸ばしてみよう〜2段ギア

2段ギアは、自分の腕と脚がより長くなったようなイメージで、腕を大きく前にふり、脚も大きく前に踏み出します。

コツは、肩甲骨の内側から伸びているような「長い腕」を意識して、パンチをするようにポールを前に突き出します。同時に反対の腕のひじを引きます。脚は、おへそのあたりから脚が伸びているような、「長い脚」を意識します。そうすることで、上半身の回旋が1段ギアよりも大きくなり、脚の上部の筋肉（大腰筋や骨盤底筋）の運動も強くなります。

2段ギアは、体力をつけたい人、ダイエットをしたい人向きです。体に痛みや疾患がない人が行ってください。

1段ギアに比べて全身の筋肉を使いますので、1段ギアの途中で5分間とか、この電柱から次の電柱までとか、インターバルを取って歩いてみましょう。

体力がついてきたら、2段ギアの間隔を伸ばしていきます。歩行速度や運動強度に変化をつけると、ポールウォーキングがより楽しいものになりますよ。

2段ギアの歩き方

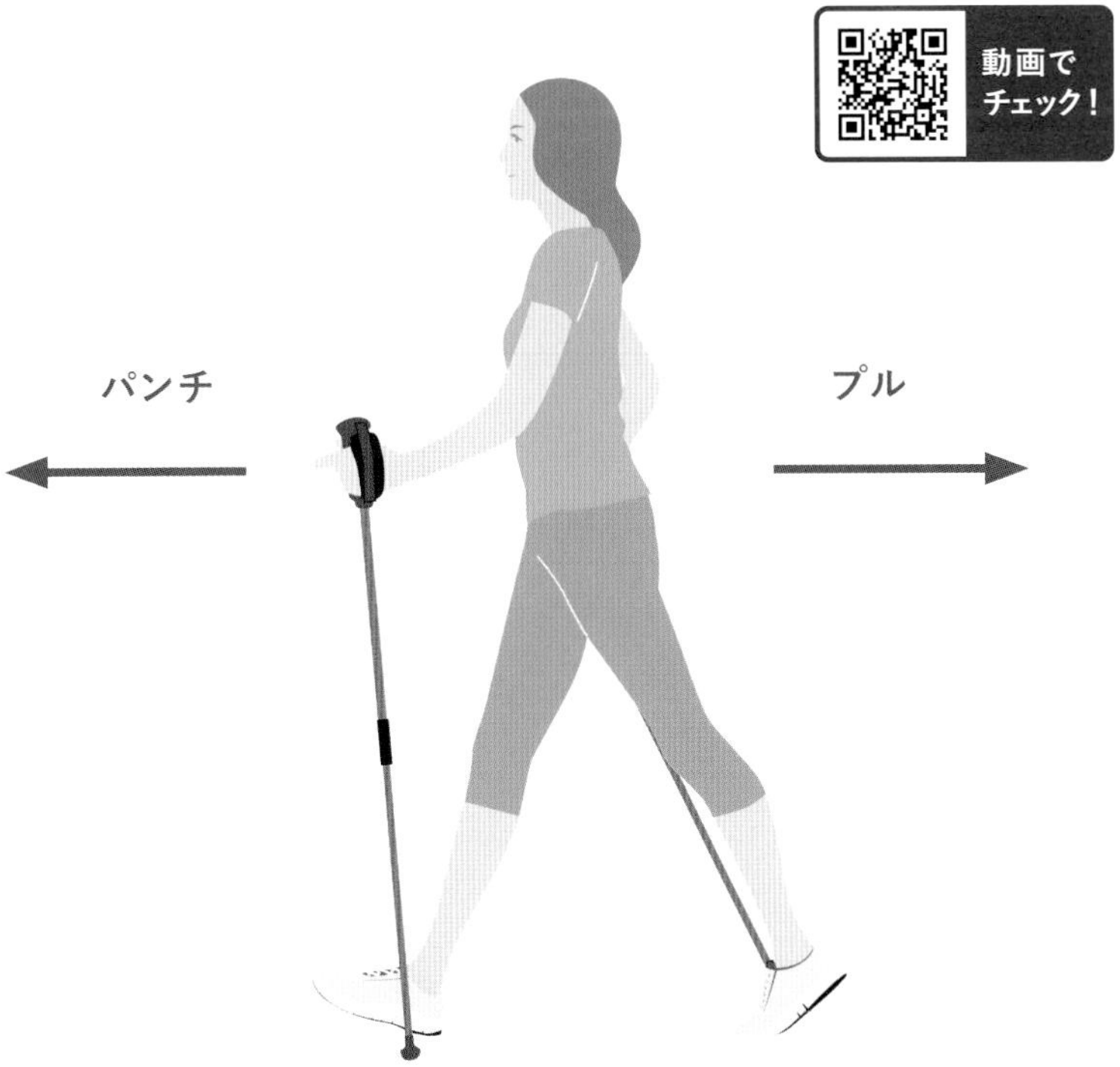

Point ・1段ギアよりパンチ＆プルモーションを大きく

長い腕をイメージしてパンチ＆プル。

長い脚をイメージして歩幅をより広げる。

「楽すぎない」「きつすぎない」がちょうどいい

ここまで基本姿勢と1段ギア、2段ギアの歩き方を説明しましたが、何より大事なことは1日5分でもいいので、とにかく継続することです。

継続しなければ結果は現れません。かといって、早く結果を出したいからとがんばりすぎてしまうと、疲労が残ったり痛みが出たりして、続けるのがいやになってしまいます。

無理をしないことは大前提ですが、楽すぎるのも、日常の動作と変わりがないので運動効果は期待できません。

左ページに「楽すぎない」「きつすぎない」ウォーキングの指標となる「自覚的運動強度」を示しました。シニアにとって最適な強度は11「楽である」から13「ややきつい」の間です。

楽なのか、きついのかは自分にしかわかりません。「今日はいつもよりがんばっているけど、あまり疲れない」とか、「今日はいつものコースが長く感じるな」など、日によっても体調によっても違います。

あくまで自分の感覚を大切に、自分のペースで続けていただきたいと思います。

自覚的運動強度と感じ方

自覚的運動強度	コメント
20	非常にきつい
19	
18	
17	かなりきつい
16	
15	きつい
14	
13	ややきつい
12	
11	楽である
10	
9	かなり楽
8	
7	非常に楽
6	

※ 自覚的運動強度：自分自身が運動中に感じている感覚を数値化したもの
※ 右枠のコメントは「今どんな感じですか？」と聞かれたときの答え

ポールをついている「つもり」に注意

グループで集まって、仲間と一緒に歩くのがポールウォーキングの楽しみ方の一つですが、おしゃべりに夢中になっていると、気が付けば左手のポールの先端が宙に浮いたまま……ということがよくあります。

右利きの人は、ふだん運動していないと左手を使う感覚があまりないため、利き手でない左手は、意識しないと忘れてしまいがちです。

ポールウォーキングは両手をバランスよく使ってこそ効果が得られるエクササイズですので、おしゃべりも楽しみつつ、正しいフォームで上半身もしっかり鍛えていただきたいと思います。

もう一つ、ポールで注意が必要なのは、人込みを歩くときです。人が多い場所ではポールが危険になることがあります。そのような場合は、ポールを体の前でばってんの形（クロスポール）にして歩いてください。周りの方へ配慮して歩くエレガントさも忘れずに。

クロスポールの持ち方

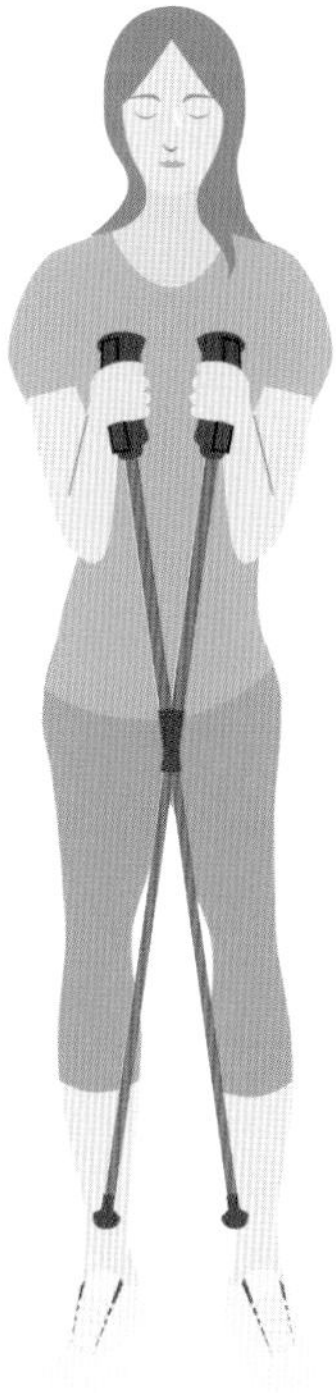

人が多い場所ではポールは使わない。
ポールを体の前でクロスしながら歩くようにする。

坂道や階段の歩き方

平坦な道でのポールウォーキングに慣れてきたら、階段や坂道もウォーキングコースに取り入れてみてください。

上り坂や下り坂、階段は、通常の歩行より3～5倍の運動効果があります。バランス能力を鍛えることもでき、筋力アップ、心肺機能アップのためにもおすすめです。

上り坂のときは、上体をやや前傾にし、ポールは前に出した手と反対側の足の横に置きます。グリップは、平坦な道を歩くときよりもしっかり握って、腕全体を使うようにしましょう。

下り坂では背筋を伸ばし、歩幅は少し狭くして重心を低く保ちます。ポールは前に出した手と反対側のかかとのあたりにつきます。

階段を上るときは、両方のポールを同時に1段か2段上の段につきます。腕の力を使って体を持ち上げることで、ひざへの負担が軽減され、楽に上れます。

階段を下りるときは、重心を低くしてポールより足から先に下ります。ただし、ポールを使うと怖いという方は、無理せず手すりを使うなどしてください。

坂道の歩き方

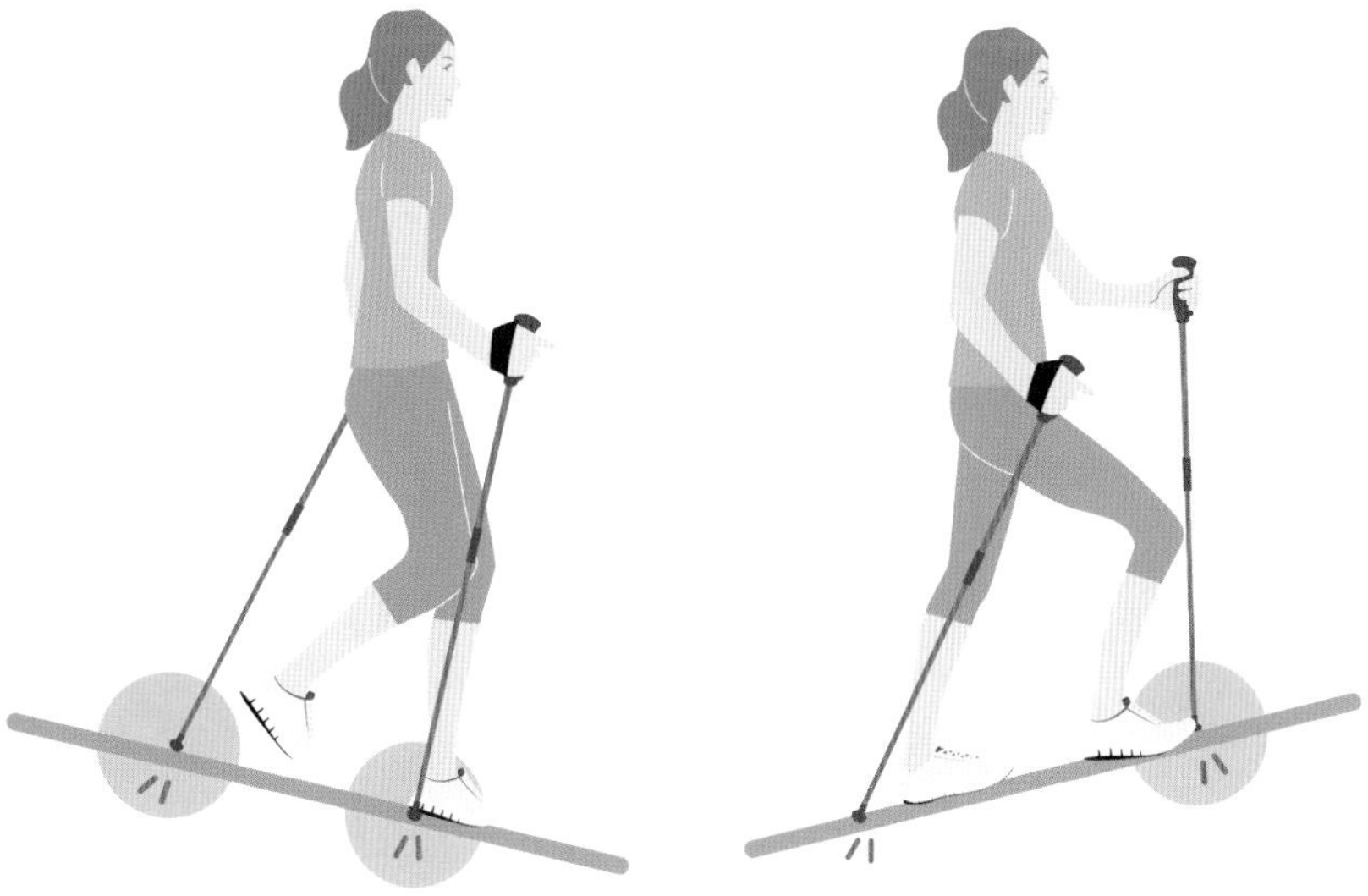

下り坂

背筋を伸ばして重心を低く保ち、歩幅は狭く。ポールは前に出した手と反対側の足のかかとあたりに置く。

上り坂

ポールは前に出した手と反対側の足の横に置く。上体はやや前傾させ、グリッピングは通常よりしっかり握り、腕全体を使って上る。

※下りでは、ポールはあくまでバランスをとるツールです。
ポールに体重をかけると転倒する危険がありますので注意しましょう。

階段の歩き方

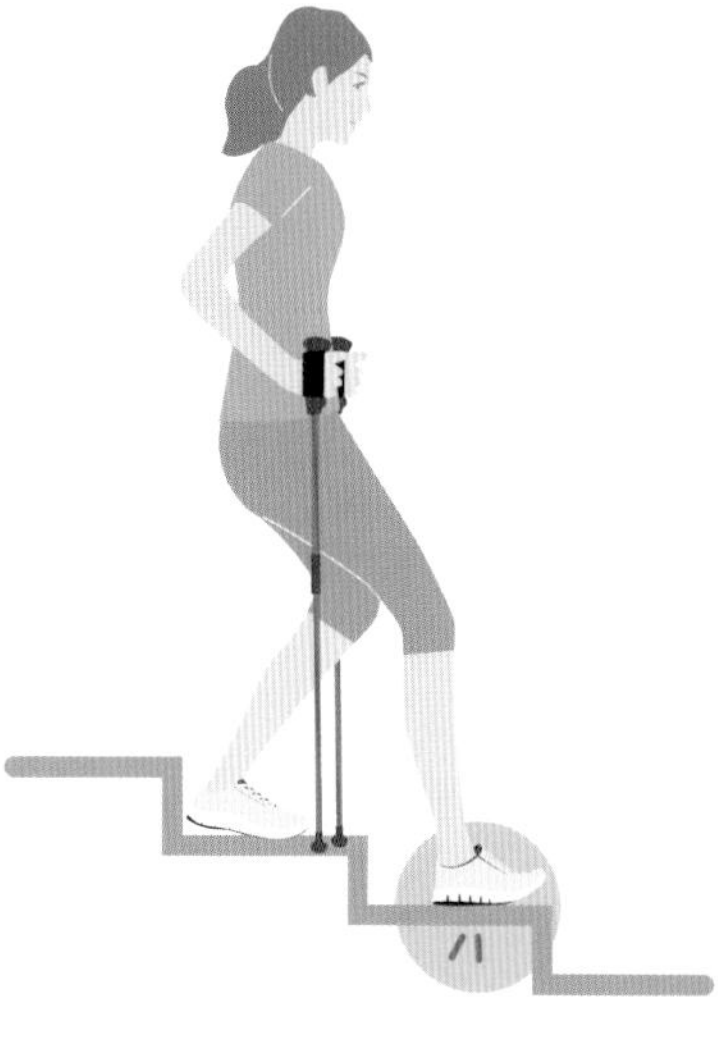

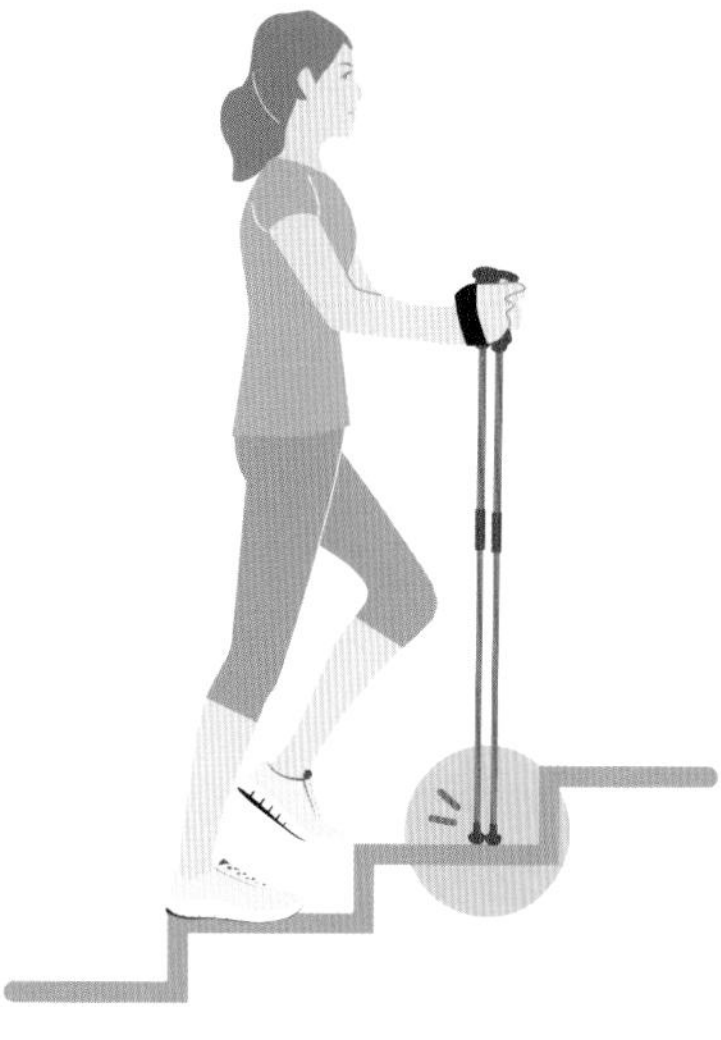

下り階段

下り坂同様背筋を伸ばして重心を低く保ち、足から先に下りる。

上り階段

両方のポールを同時に1、2段上に置き、腕の力を使って体を持ち上げる。ひざへの負担が軽くなって楽に上れる。

※下りでは、ポールはあくまでバランスをとるツールです。ポールに体重をかけると転倒する危険がありますので注意してください。怖いと思ったら無理にポールを使わず、手すり等を持って下りましょう。

運動後にはしっかりクーリングダウン

クーリングダウンは、運動後の疲労や障害を予防するために行います。徐々に運動強度を落とすことで、全身への血流の回復を促し、筋肉疲労を解消させることができます。

筋肉の疲労がたまると痛みが生じ、次に運動するときに肉離れなどのケガをしたりしてしまうことがあります。そうすると、「痛いからもうやりたくない」と思ってしまい、せっかく始めた運動も続きません。

ポールウォーキング後のクーリングダウンは、ウォーミングアップよりも時間をかけて行います。ウォーミングアップを10分行ったならば、クーリングダウンは20分かけたほうがいいでしょう。内容はウォーミングアップと同じでかまいません（58ページ参照）。

アキレス腱やふくらはぎ、もも、肩など、たくさん使った筋肉をゆっくりストレッチしてください。

ポールウォーキングに限りませんが、運動した後にたんぱく質をとると、筋肉増加につながります。豆腐、肉、卵などのたんぱく質を豊富に含む食べ物を摂取するといいですよ。

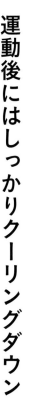

第5章

おうちでできる
ポール体操＆ポール筋トレ

筋肉は何歳になっても増やすことができる

健康のために、体重と体脂肪率を気にしている方は多いと思いますが、それに加えて筋肉量も、健康の維持にとても大事な要素です。

筋肉は使わないと加齢とともに減少していきます。でも大丈夫。筋肉は、何歳になっても鍛えれば増やすことができます。

ポールウォーキングのポールは、歩くときだけでなく、筋トレの相棒としても有効に活用できます。

例えば筋トレの王道であるスクワット。スクワットは、筋力が弱かったり、腰やひざに痛みがあったりすると、深くひざを曲げることは難しいでしょう。そんな人でもポールがあれば体が安定するので、何も持たないよりも深く沈むことが可能になり、筋トレ効果が格段にアップするのです。

筋肉チャート

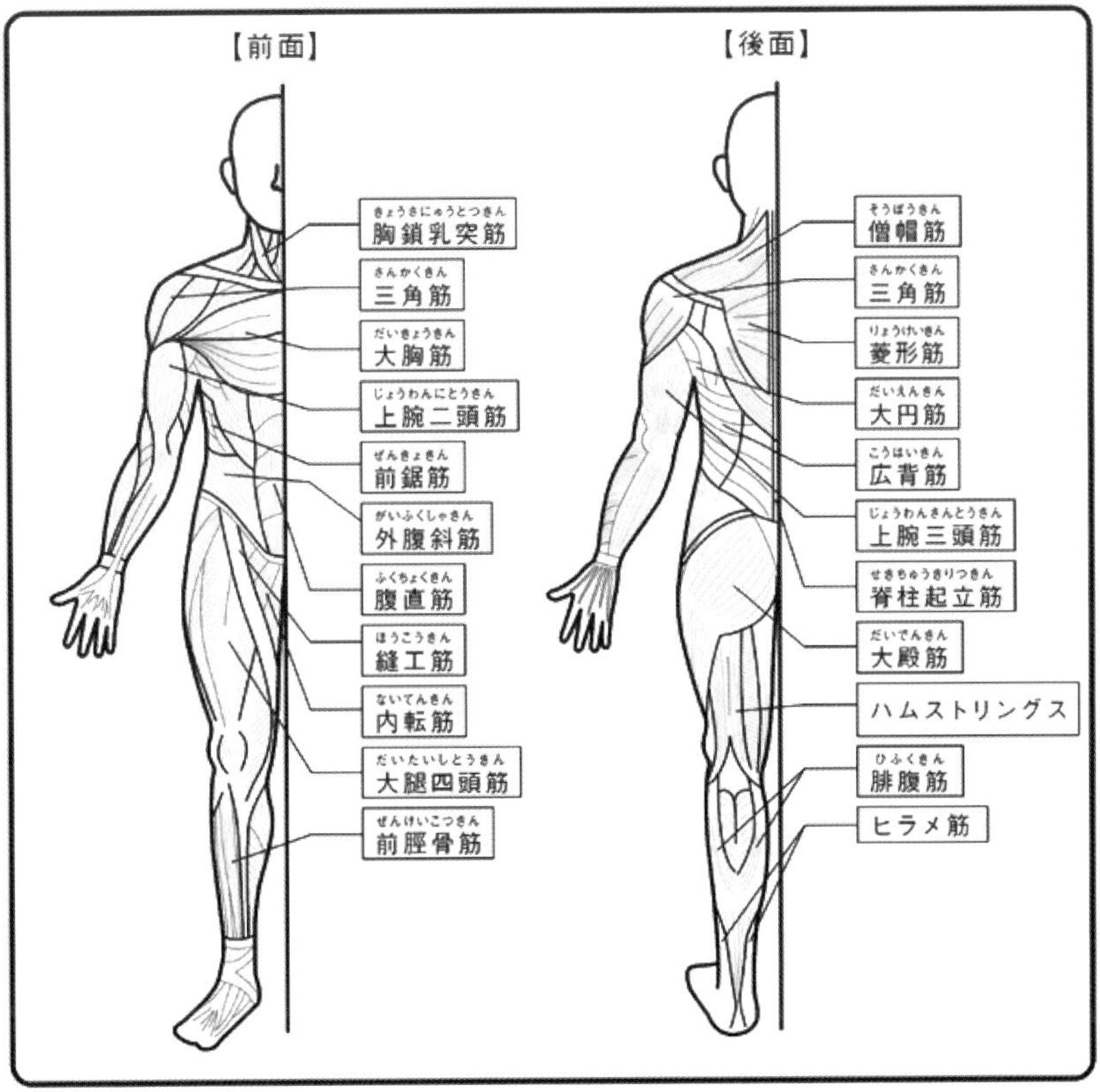
【前面】
胸鎖乳突筋《きょうさにゅうとつきん》
三角筋《さんかくきん》
大胸筋《だいきょうきん》
上腕二頭筋《じょうわんにとうきん》
前鋸筋《ぜんきょきん》
外腹斜筋《がいふくしゃきん》
腹直筋《ふくちょくきん》
縫工筋《ほうこうきん》
内転筋《ないてんきん》
大腿四頭筋《だいたいしとうきん》
前脛骨筋《ぜんけいこつきん》
【後面】
僧帽筋《そうぼうきん》
三角筋《さんかくきん》
菱形筋《りょうけいきん》
大円筋《だいえんきん》
広背筋《こうはいきん》
上腕三頭筋《じょうわんさんとうきん》
脊柱起立筋《せきちゅうきりつきん》
大殿筋《だいでんきん》
ハムストリングス
腓腹筋《ひふくきん》
ヒラメ筋

ポールを使った筋トレとストレッチ

この章ではポールを使った筋トレとストレッチを15種類ご紹介します。
①スクワット　②ひざ上げ&キックバック　③かかと上げ・つま先上げ
④サイド脚ふりこ　⑤ハムストリングスのストレッチ　⑥内もものストレッチ
⑦上体ひねり　⑧体側のストレッチ　⑨座って腕伸ばし
⑩座って肩まわし　⑪座って上体ひねり　⑫座って太ももストレッチ
⑬座ってひざ伸ばし　⑭座ってかかと上げ・つま先上げ　⑮座って脚上げ
いずれも使っている筋肉を意識することが大切です。
⑨以降は椅子に座ったままで行える体操です。座って行う運動は、転倒のリスクが少なく安全です。
ポールを使うことで体に無理のない動作で、鍛えたい部位を効率よく鍛えることができます。足腰に不安のある方も、ぜひ毎日の運動に取り入れてみてください。

①スクワット

10回

動画でチェック！

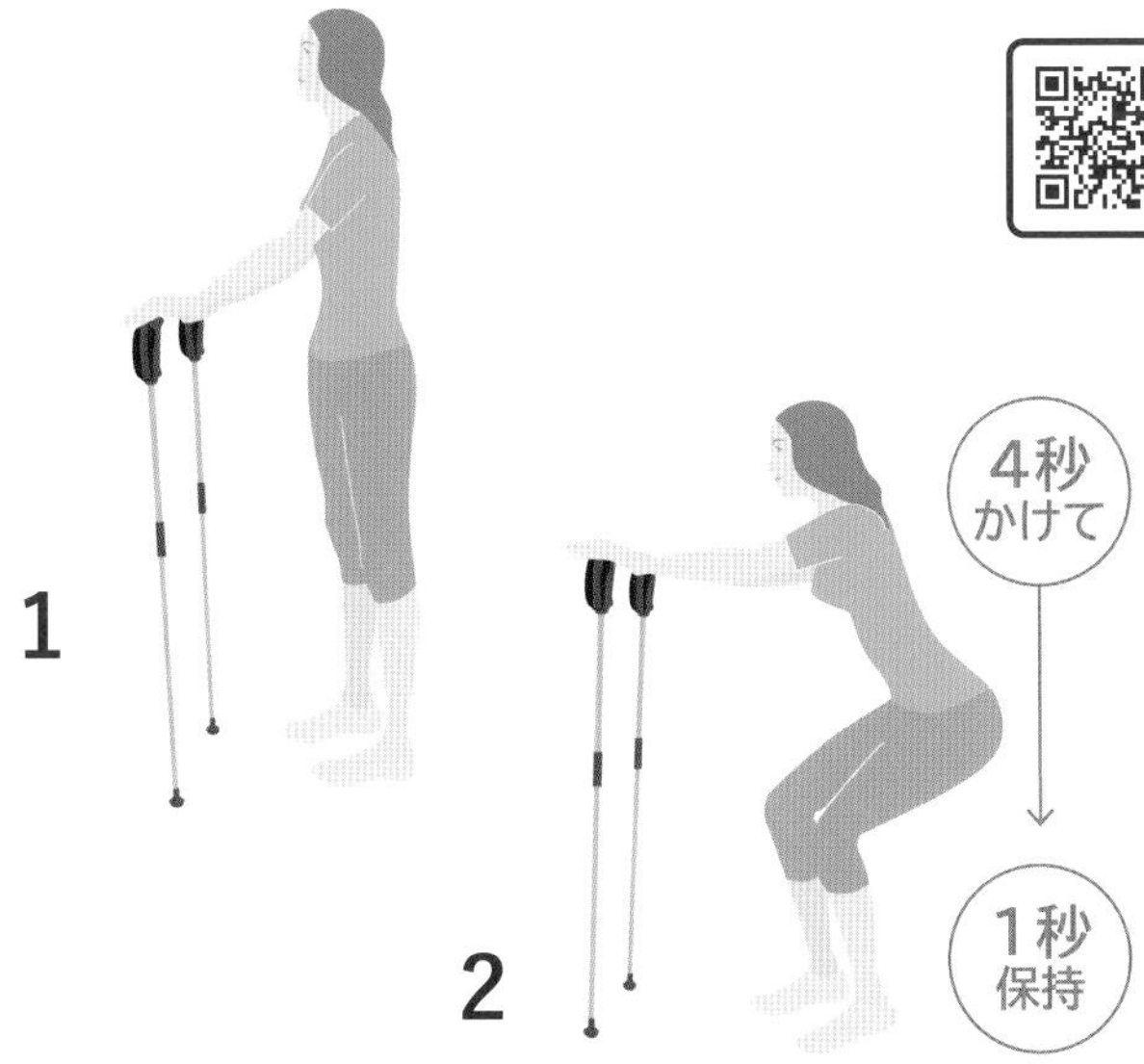

椅子に座るイメージ

Point
・ひざはつま先と同じ方向に曲げる
・ひざがつま先よりも前に出ないように注意
・呼吸を止めないように

◇太ももの前側の筋肉、お尻の筋肉、おなかの奥にあるインナーマッスルの大腰筋を鍛えます。

1――足を肩幅に広げ、ポールを前に広めについて、手はグリップの上にのせる。

2――4秒かけて沈み込む。見えない椅子に座るイメージで1秒キープ。4秒かけてゆっくりと立ち上がる。反動をつけずに一定のリズムで。

②ひざ上げ＆キックバック

左右
10回

動画で
チェック！

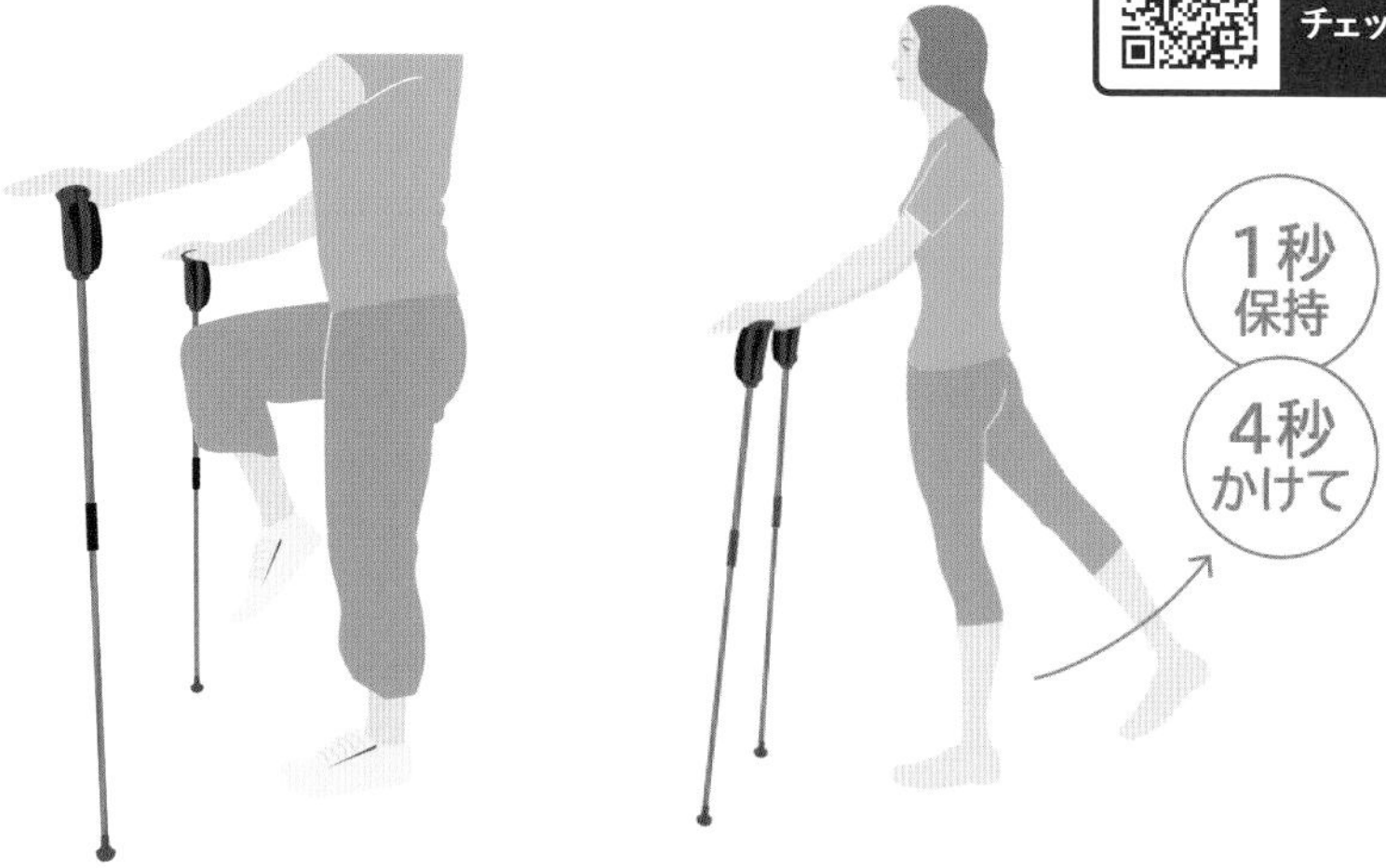

1　　　　　　　　　　2

Point　・脚を上げるときに腰をそらさない

◇お尻の筋肉、太ももの裏側の筋肉と体幹を鍛えます。

1 ―――― ポールを前に広めにつき、背筋を伸ばして、ひざを太ももが床と並行になるくらいまでゆっくりと上げる。

2 ―――― 上げた脚を前に伸ばし、反動をつけずにゆっくり後方へキック。１秒保持して４秒かけて戻す。

③かかと上げ・つま先上げ

上下
10回

動画で
チェック！

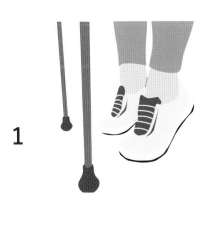

1

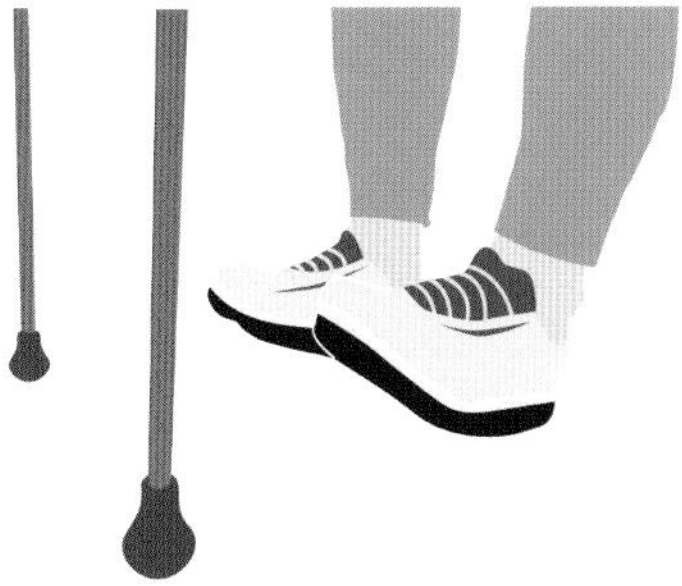

2

Point　・かかと、つま先はなるべく高く上げる

◇すね、ふくらはぎの筋肉、アキレス腱を鍛えます。

1 ――― ポールを足の前につき、両方のかかとを上げて、ふくらはぎに力を入れる。３～５秒キープして下ろす。

2 ――― 両方のつま先を上げて、３～５秒キープしてゆっくり下ろす。

※両足が難しい場合には、片足ずつ上げましょう。

④サイド脚ふりこ

左右
10回

動画で
チェック！

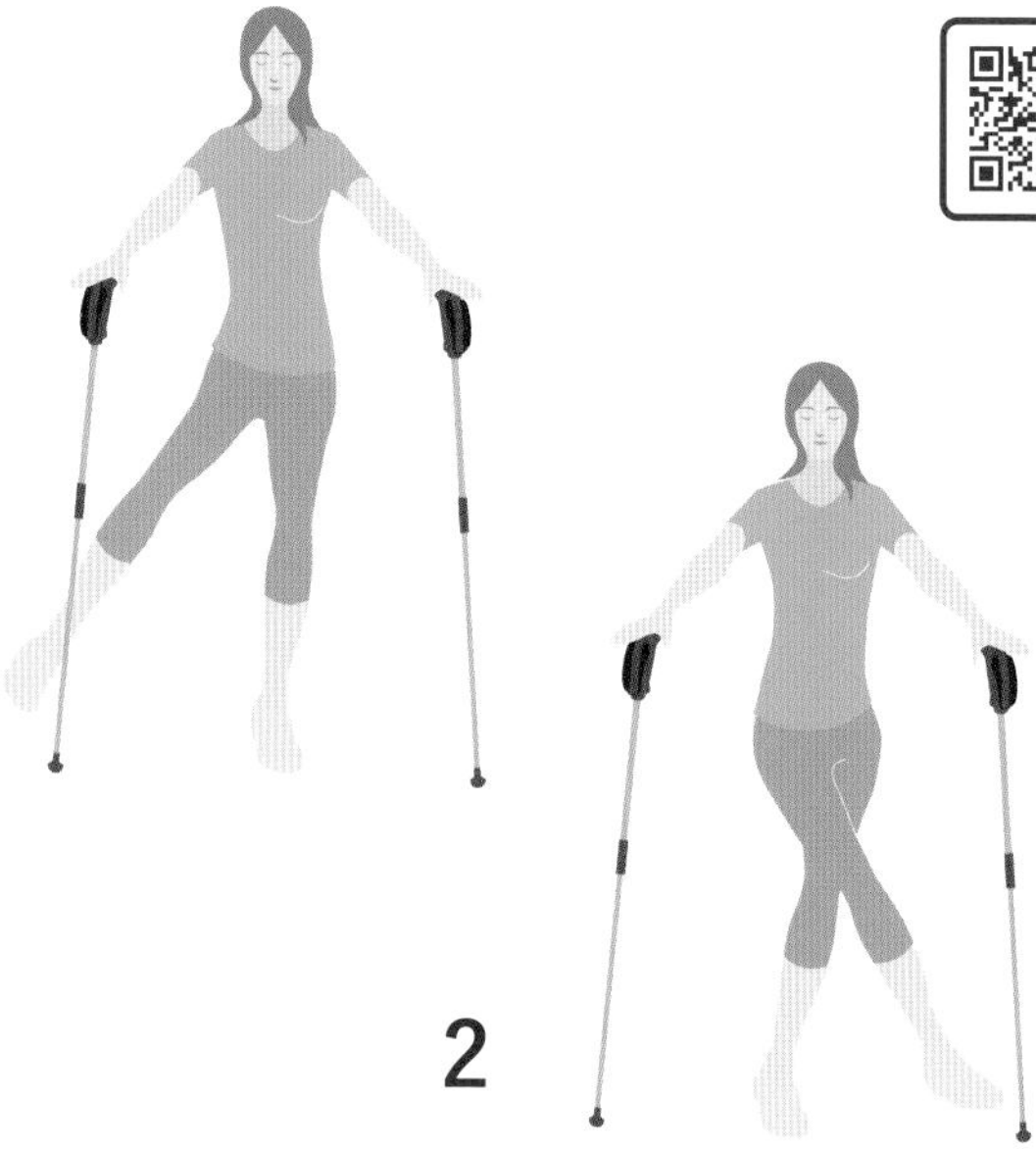

1

2

Point
・股関節を大きく動かす
・反動をつけずに「1、2」とカウントしながら行う

◇内もも、外もも、お尻の筋肉、股関節を鍛えます。
ポールを蹴らないように、ポールを少し前につくようにします。

1 ―――― ポールを体の両側前方について、グリップの上に手を置く。右脚を外側にふる。

2 ―――― 外側にふった脚を、ふりこのように内側にふる。左脚も同様に行う。

⑤ハムストリングスのストレッチ

左右
2回

動画で
チェック！

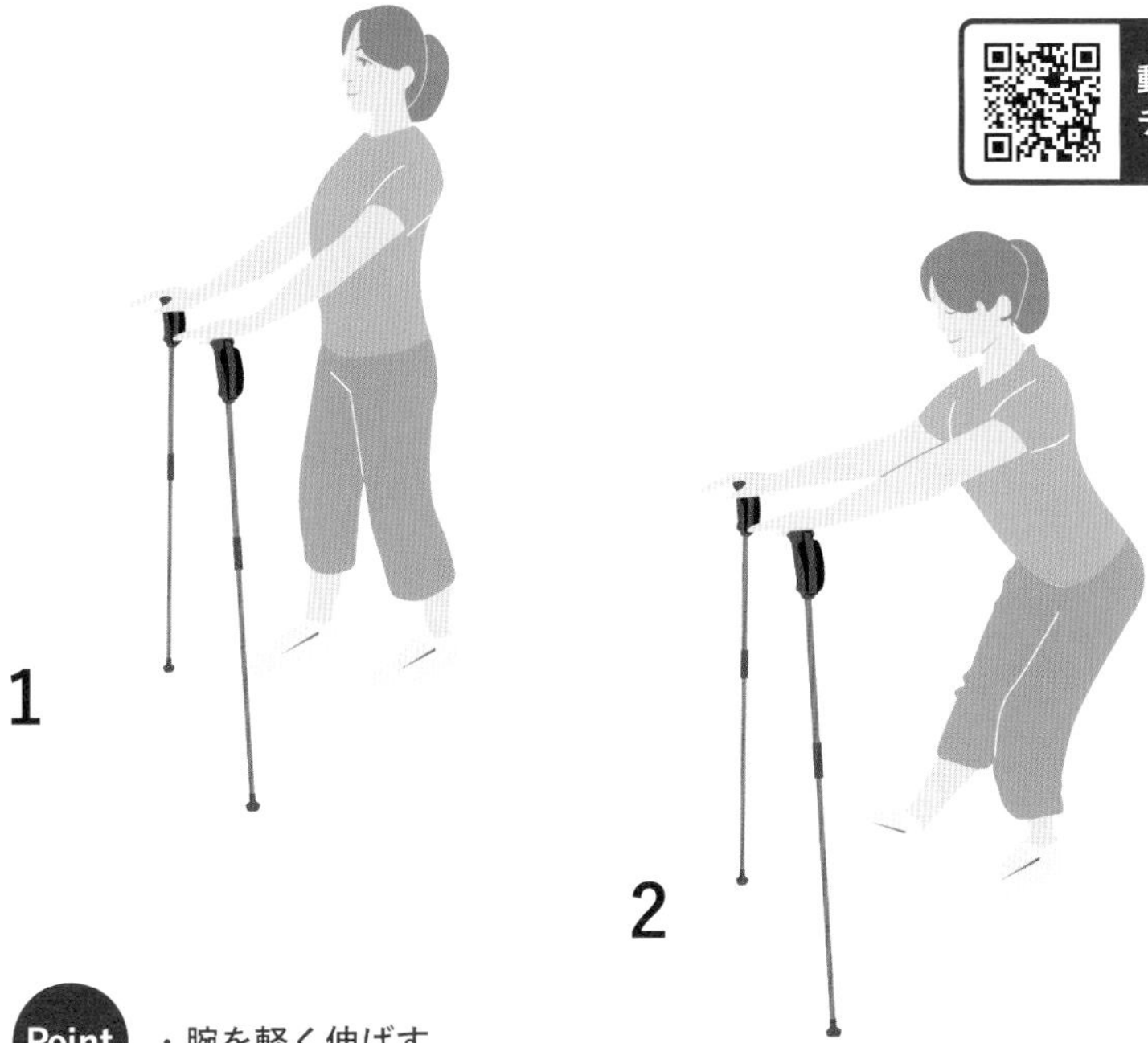

Point
・腕を軽く伸ばす
・手前に引くと不安定になり余計な力が入ってしまうので、
腕を手前には引かない

◇ももの裏側の筋肉をほぐします。

1 ―――――― ポールを一歩前につき、両足を揃えて立ち、左足を半歩前に出す。

2 ―――――― 腰かけるようにお尻をおろし、息を吐きながら10秒間、太ももの裏側を伸ばす。右足も同様に。

⑥内もものストレッチ

左右
10回

動画で
チェック！

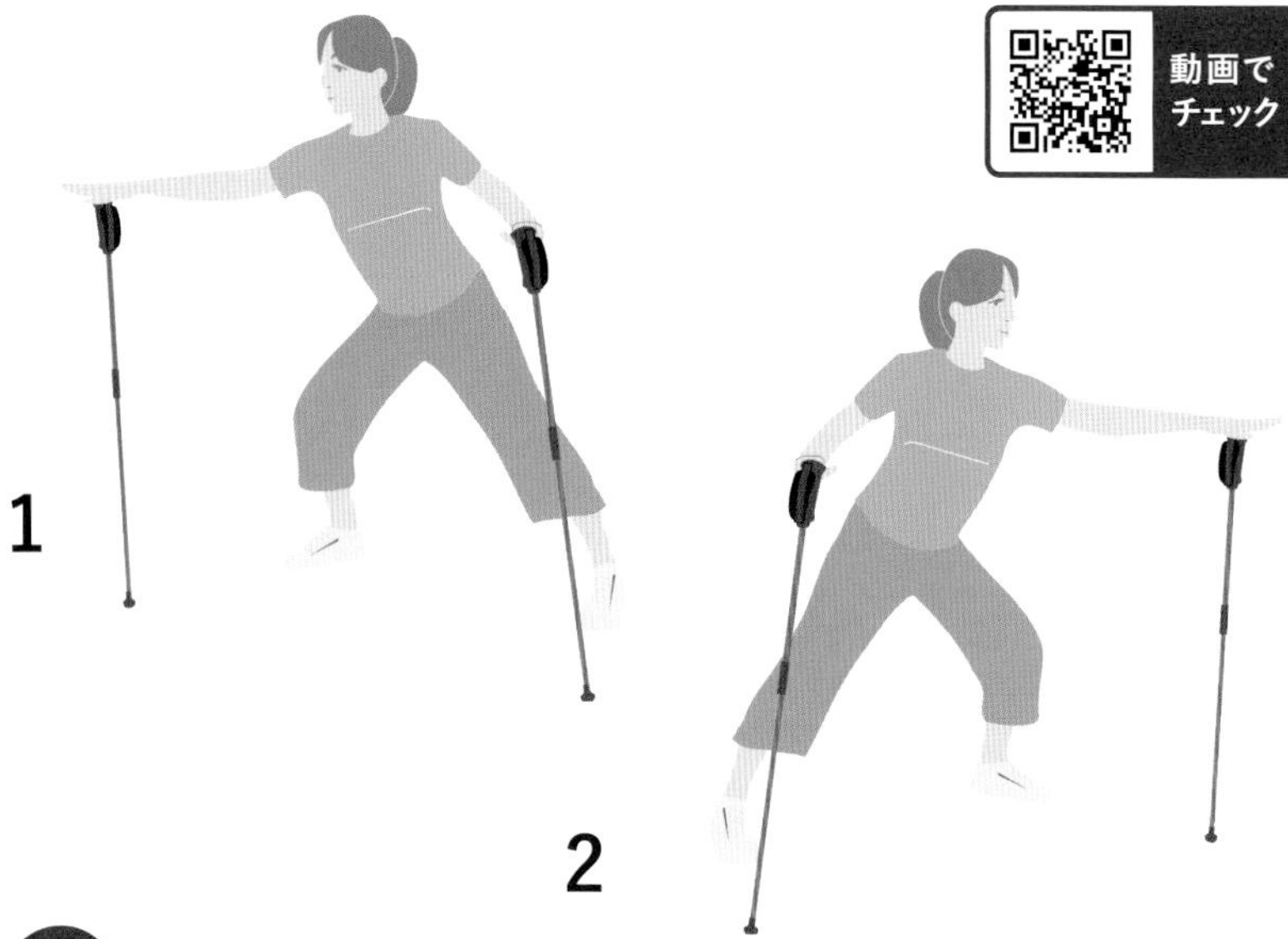

Point
・押す側のひざは、つま先と同じ方向に軽く曲げる
・引く側のひざを伸ばして内ももを伸ばすように

◇内ももの内転筋をほぐします。

1 ——— 足をハの字に広めに開いて、足の前にポールをつき、右腕を右前に押し引きする。

2 ——— 次は左腕を押し引きする。

⑦上体ひねり

左右 2回

動画でチェック!

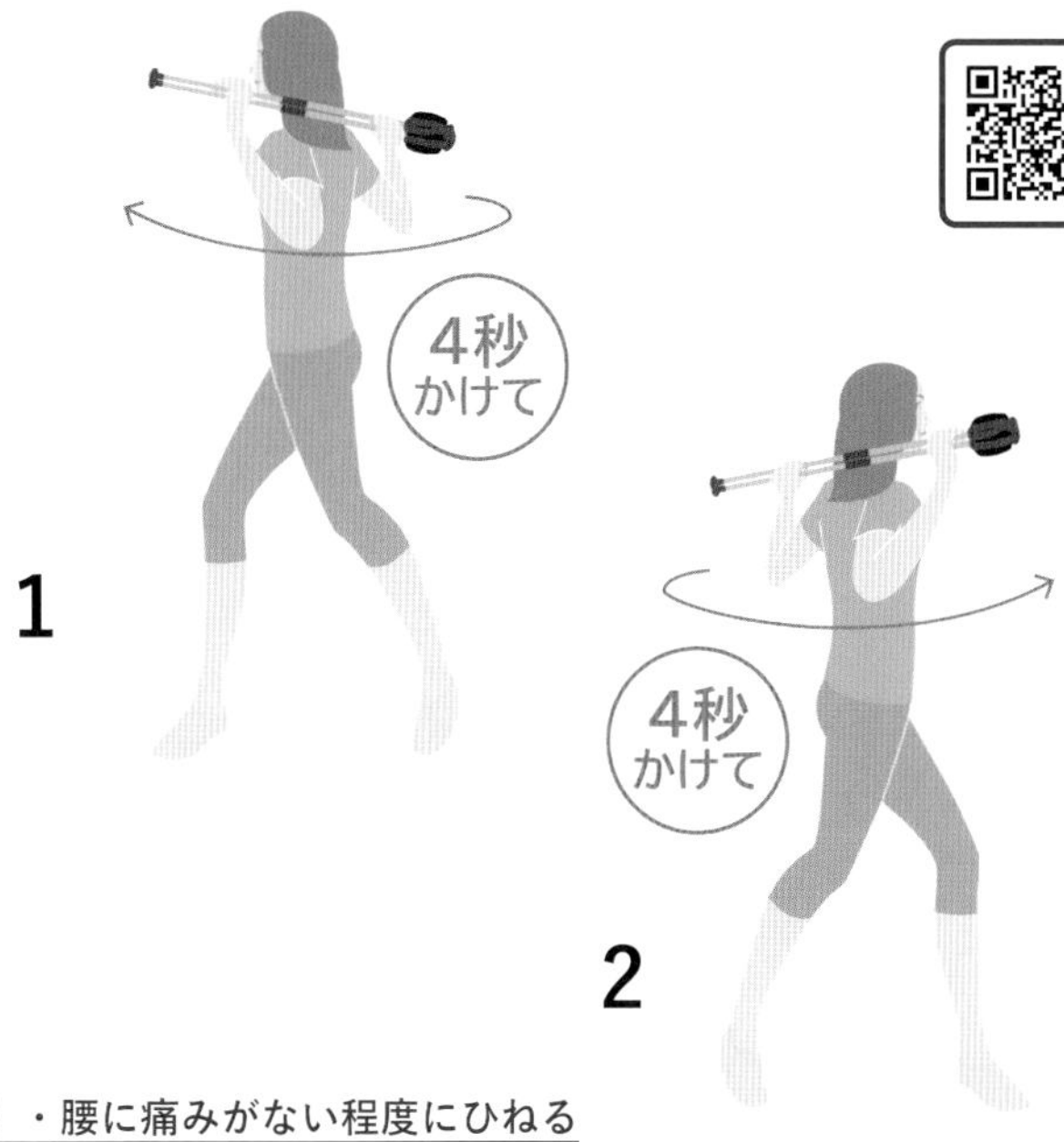

Point
・腰に痛みがない程度にひねる
・下を向かないように

◇ねじれの動作で腹斜筋をゆるめます。

1――――足を肩幅に広げ、ポールを束ねて肩の後ろにのせる。肩の後ろがきつい場合は、胸の上にポールをのせる。

2――――ポールの両端を持って、ゆっくり息を吐きながら4秒かけて上体を左右に大きくひねる。

⑧体側のストレッチ

左右
2回

動画でチェック！

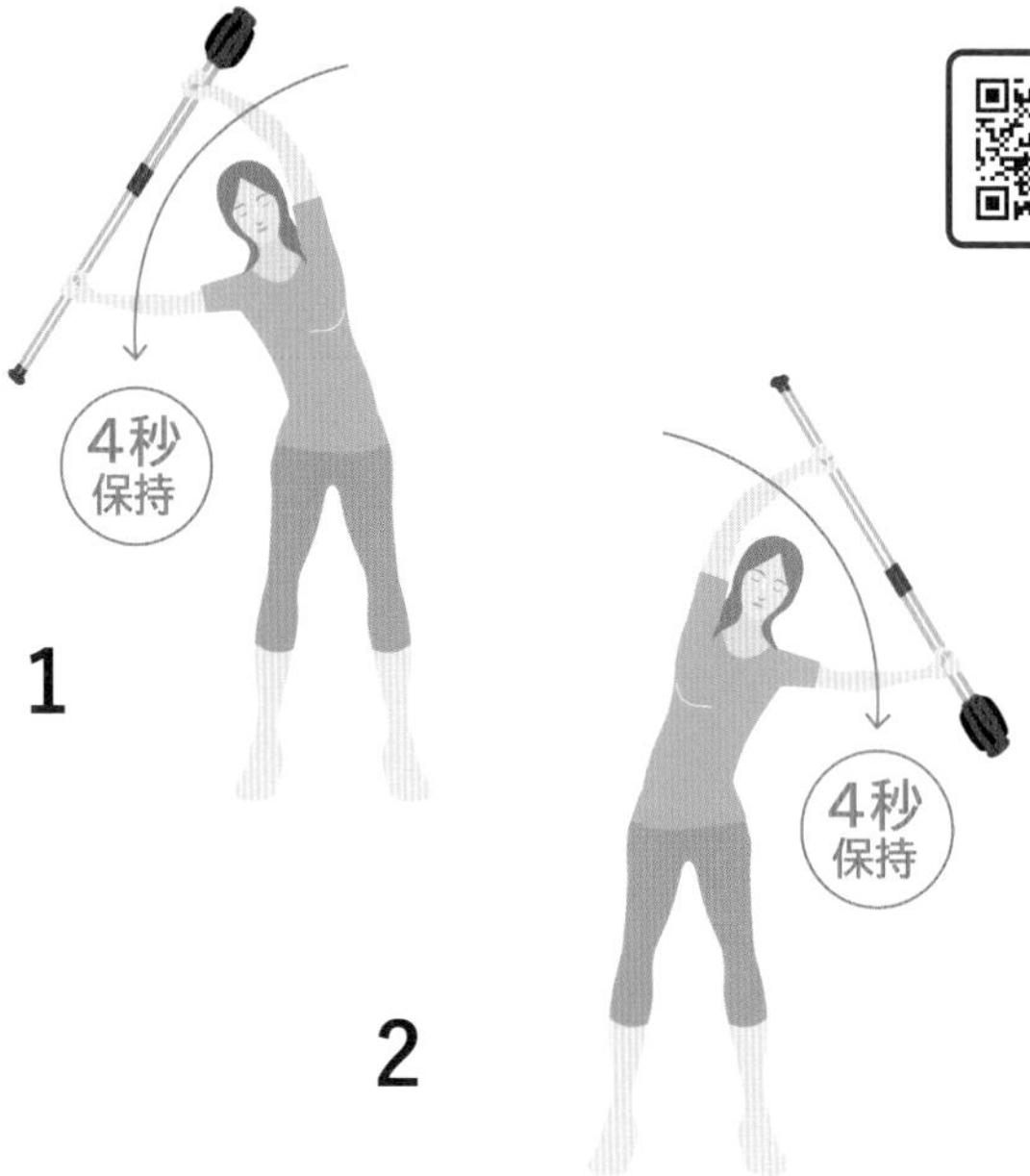

Point
・腕だけの動きにならないように
・できるだけ体を前に倒さないようにする

◇腹斜筋をストレッチさせます。

1 ――――――― 足を肩幅に広げ、２本のポールを頭上で束ねて持つ。右側にゆっくり息を吐きながら上体を傾け、４秒間止める。

2 ――――――― 次に左側も同じように行う。

⑨座って腕伸ばし

5回

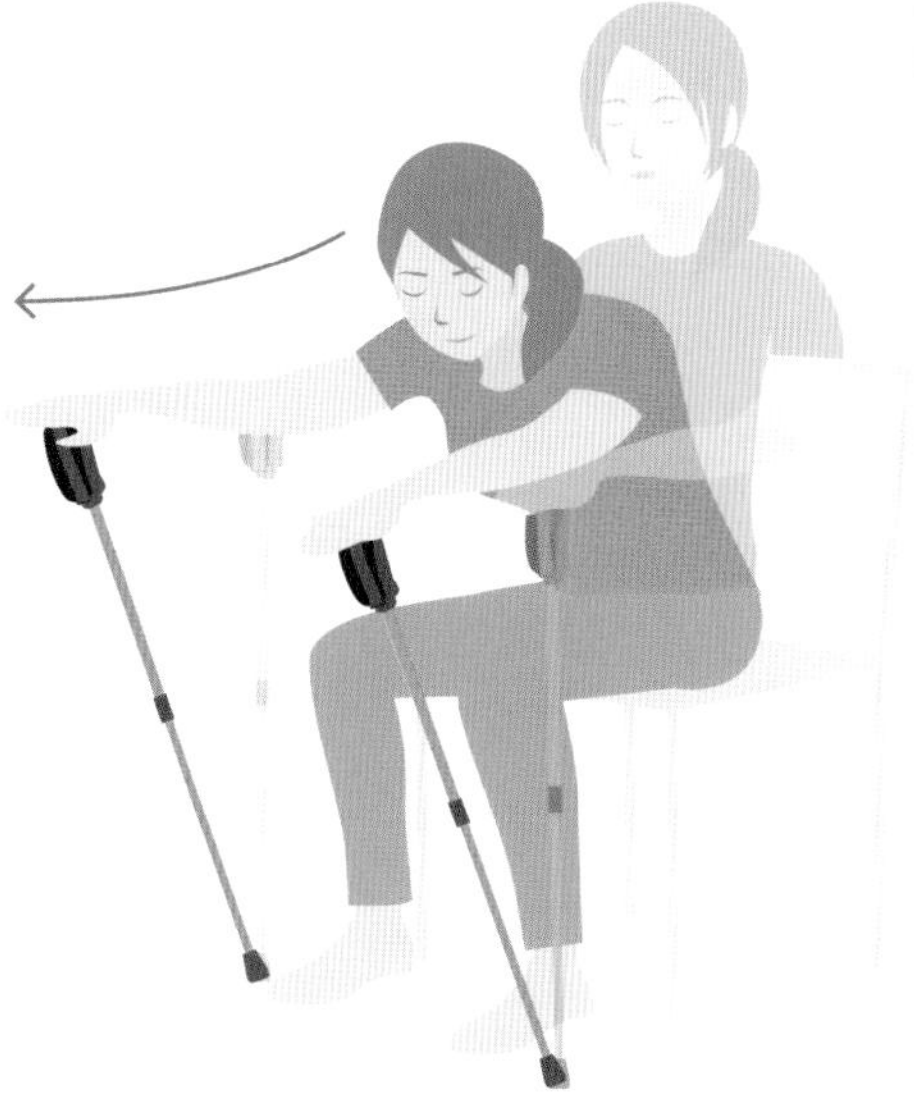

ひざが直角になる高さに椅子に浅く腰かける。

息を吐きながら両腕をゆっくり遠くに伸ばし、吸いながら元の位置に戻す。

⑩座って肩まわし

内外
5回

動画で
チェック！

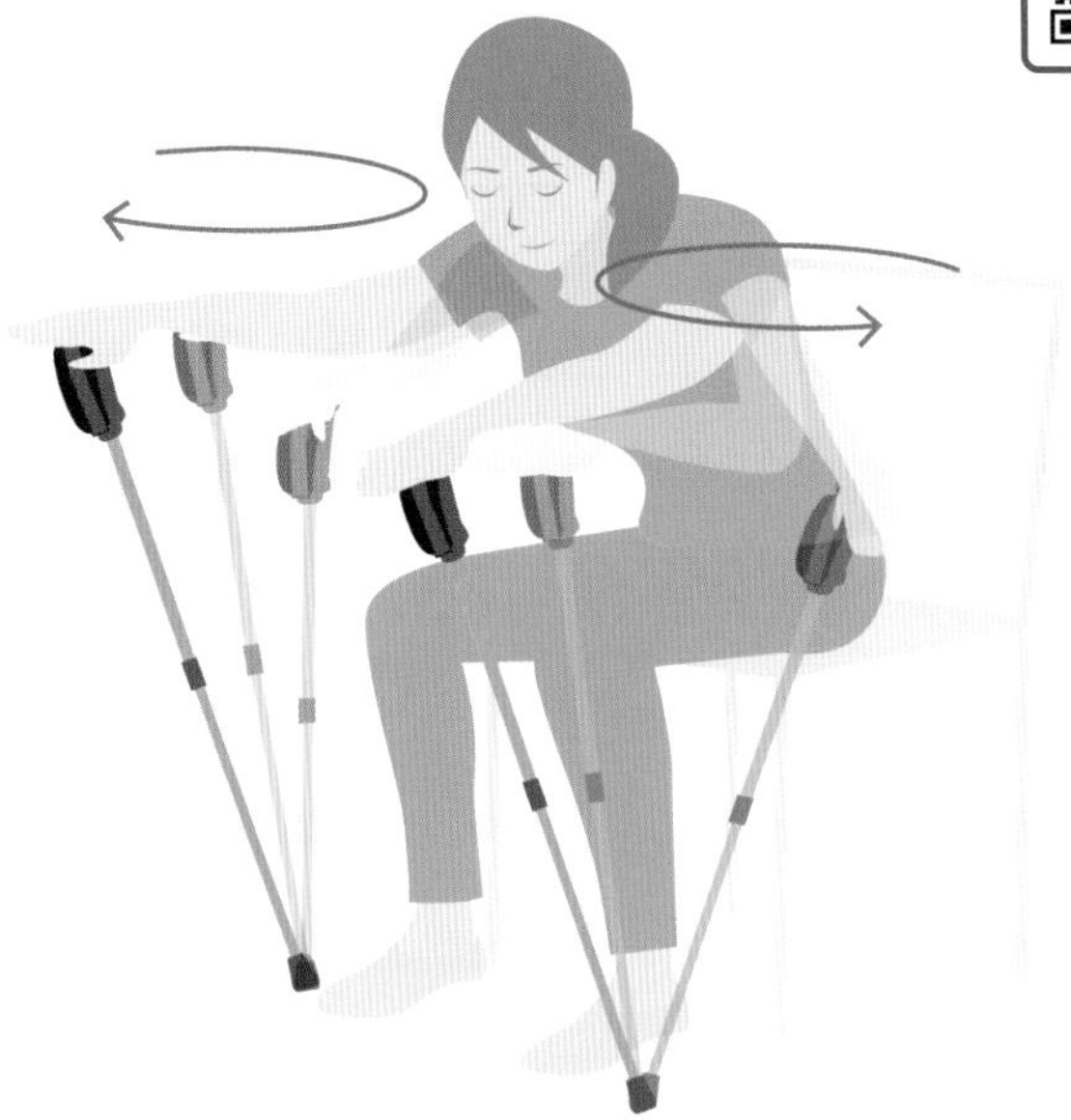

ひざが直角になる高さに椅子に浅く腰かける。
平泳ぎのように肩を大きく外まわし。次に反対に大きく内まわしする。

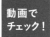

⑪座って上体ひねり

左右2回

動画でチェック！

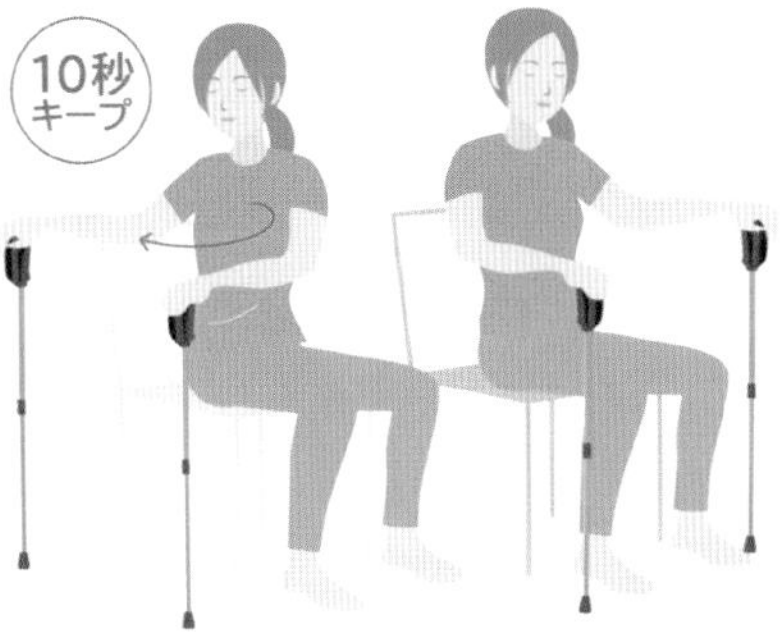

1

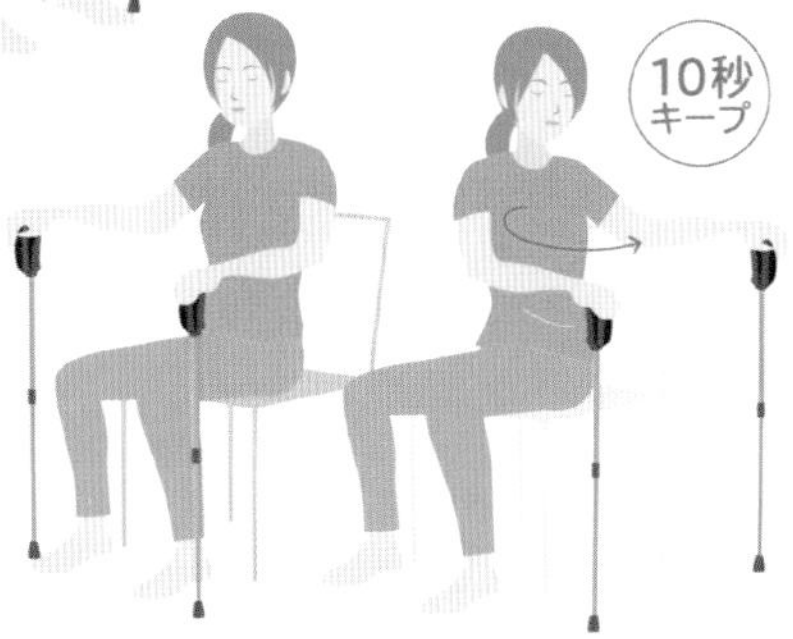

2

ひざが直角になる高さに椅子に浅く腰かける。

1 ―――――― 上体を右にひねって 10 秒キープし、元に戻す。

2 ―――――― 上体を左にひねって 10 秒キープし、元に戻す。

⑫座って太ももストレッチ

左右
3回

動画で
チェック！

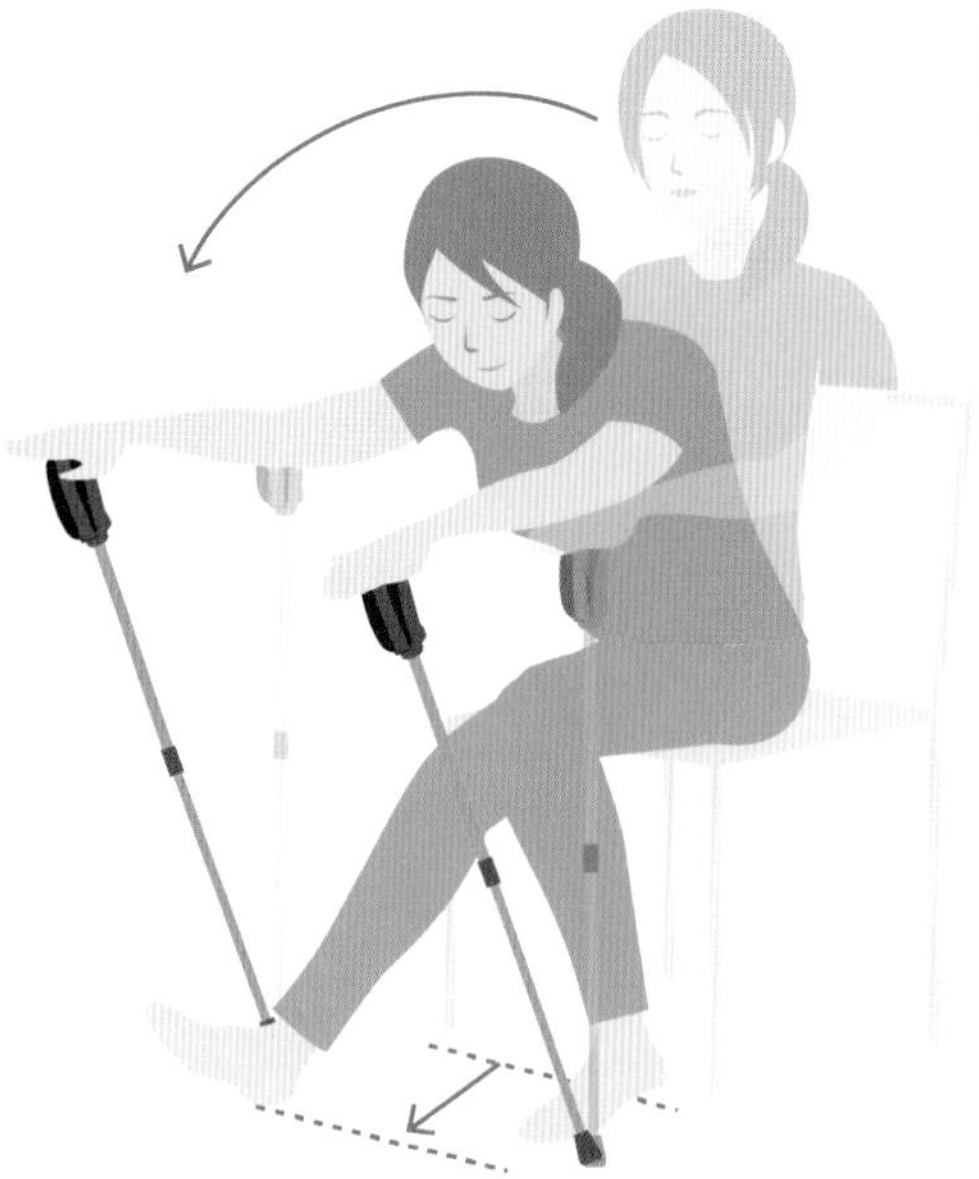

Point ・つま先を上に向ける

ひざが直角になる高さに椅子に浅く腰かける。
右脚を前に伸ばし、太ももの裏側の筋肉を意識して、息を吐きながら上体を前に倒す。
吸いながら上体を起こす。左脚も同様に。

⑬座ってひざ伸ばし

左右
3回

動画で
チェック！

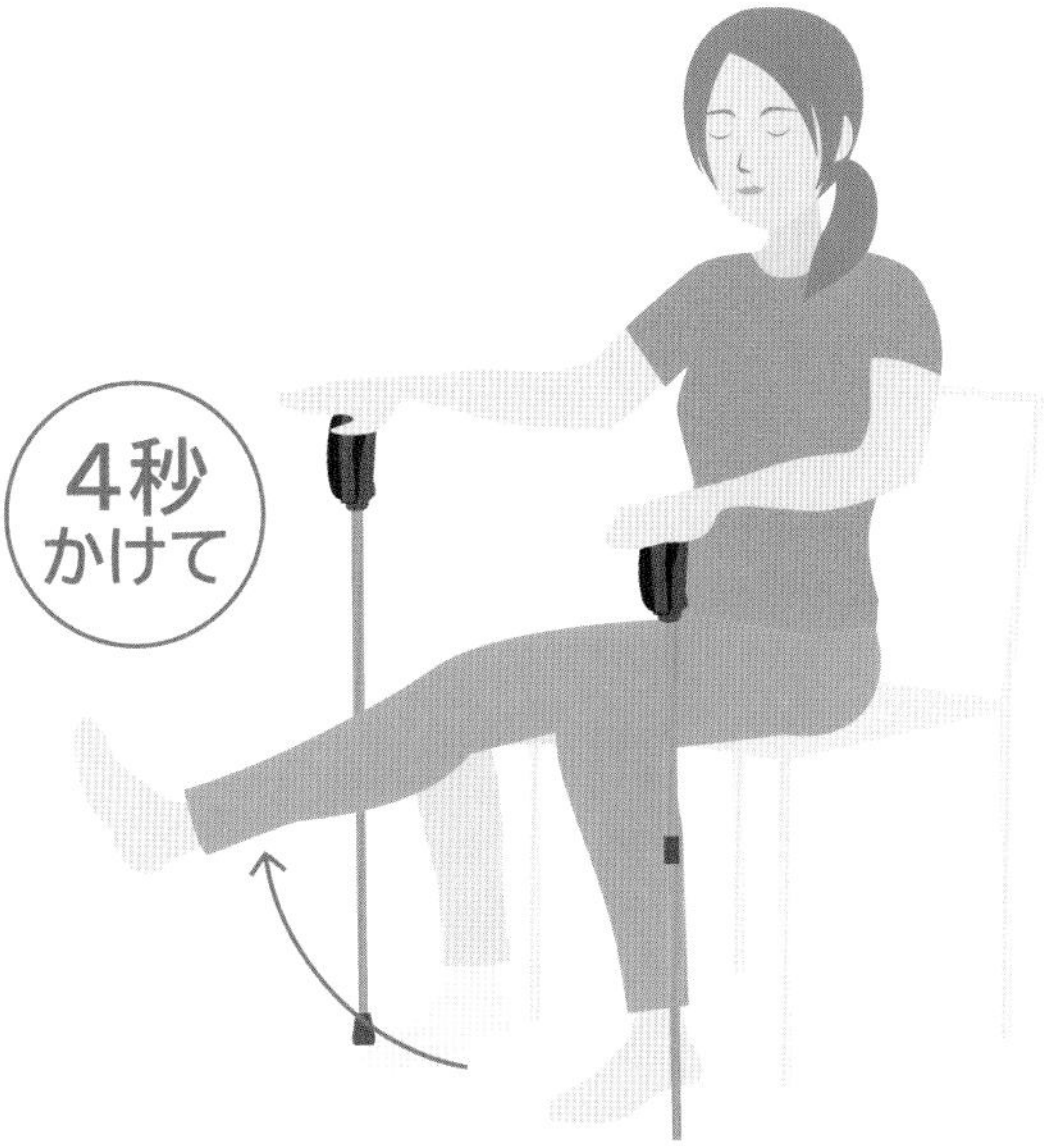

Point ・つま先を上に向ける

ひざが直角になる高さに椅子に浅く腰かける。
4秒かけてゆっくりと右ひざを伸ばす。
4秒かけてもとに戻す。左脚も同様に行う。

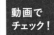

⑭座ってかかと上げ・つま先上げ

上下
10回

動画で
チェック！

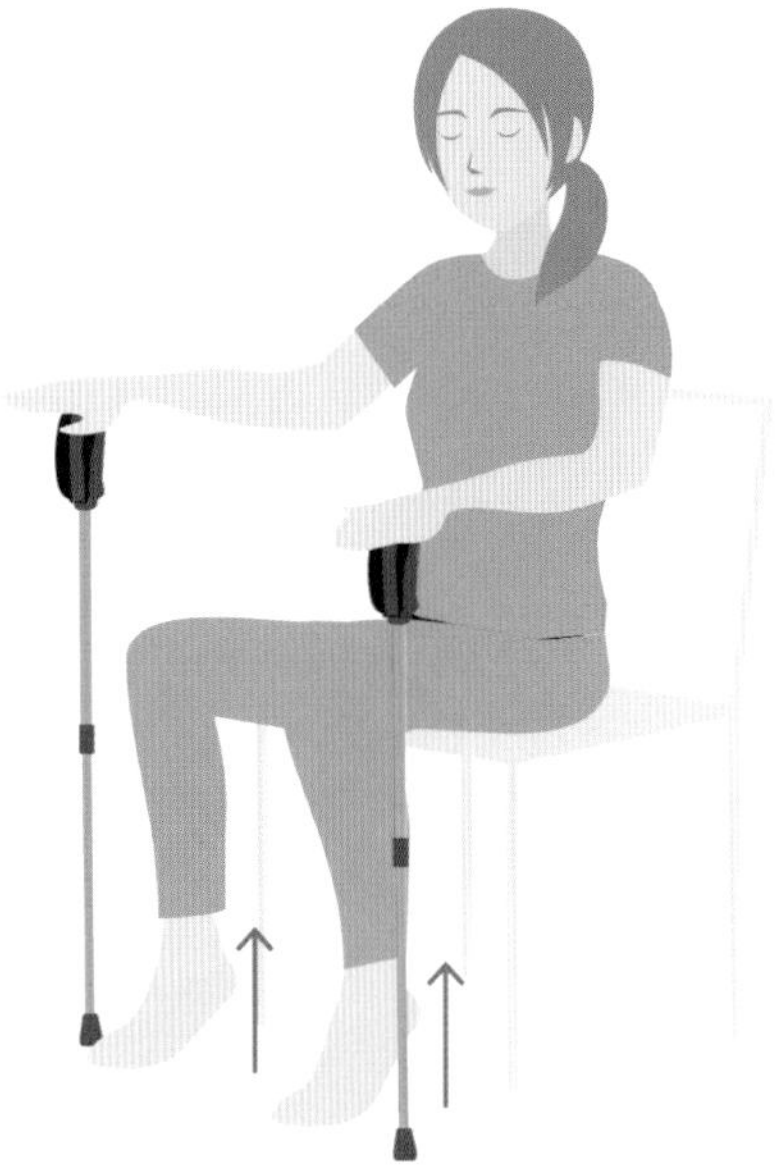

◇ふくらはぎの筋肉を鍛えます。

ひざが直角になる高さに椅子に浅く腰かける。
両足のかかとを同時にゆっくり上げ下げする。
次に、つま先を同時に上げ下げする。

⑮座って脚上げ

左右
10回

動画で
チェック！

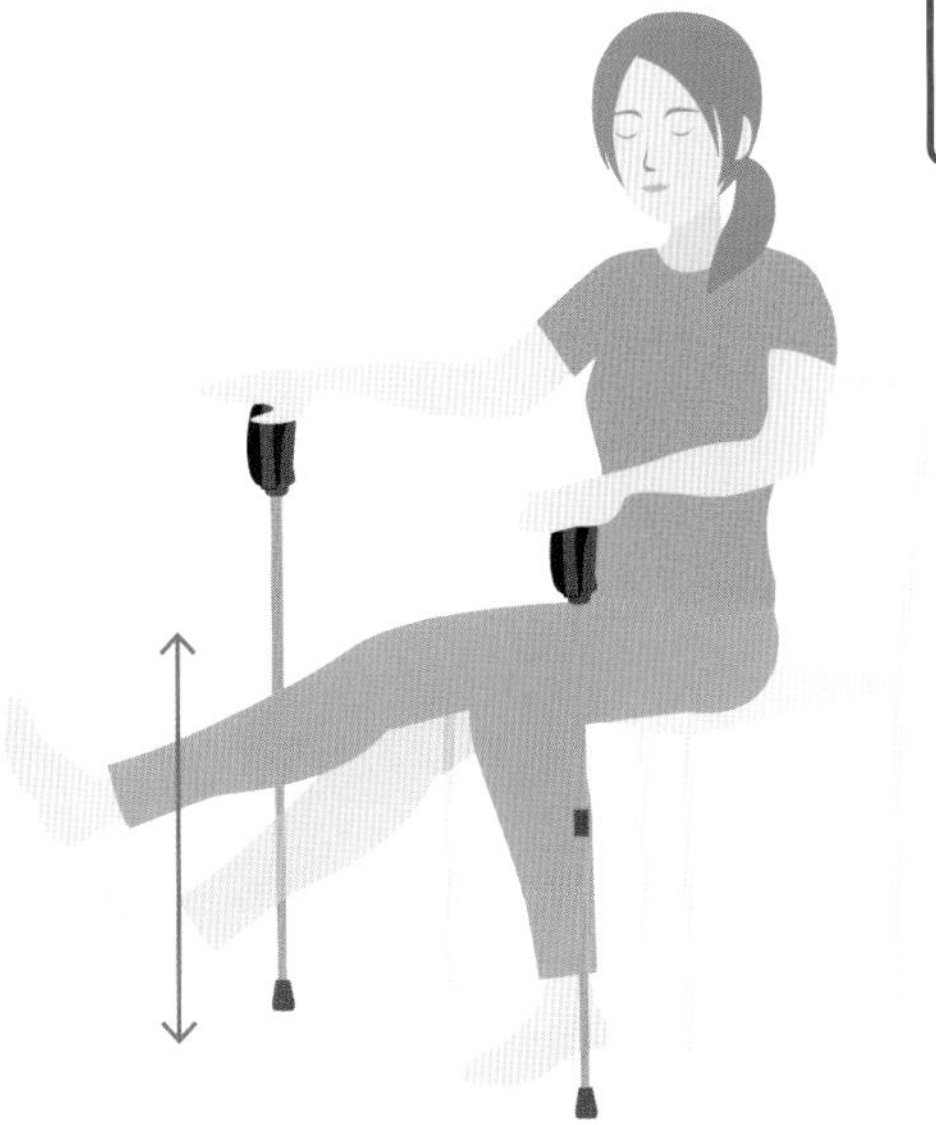

Point ・つま先を上に向ける

◇下半身の筋トレになります。

ひざが直角になる高さに椅子に浅く腰かける。

右脚を前に伸ばしたまま、できるだけ水平になるまで上げて下げる。

左脚も同様に行う。

第6章

症状別おすすめ運動メニュー

※痛みや不安があるときには、かかりつけの医師に相談してください。
※体調の悪いときや気分がすぐれないときは休みましょう。

毎日続けたい基本の運動

シニアの悩みや疾患は、腰や関節などの痛み、転倒、骨粗しょう症、姿勢の悪化、体力・筋力の低下、高血圧、糖尿病、心臓病、コレステロールの上昇、メタボ、便秘、尿もれ、睡眠障害、柔軟性の低下など、実にさまざまです。

これらはポールウォーキングやポールを使った筋トレやストレッチで改善することができます。

まずは、体に不調がなければ毎日継続したい基本の運動メニューを紹介します。

ポール長

体に痛みがなければスタンダードの長さに調節しましょう。

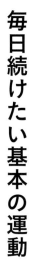

ポールウォーキング

10分〜

筋トレ

スクワット――10回（89ページ）

ひざ上げ&キックバック――左右10回（90ページ）

かかと上げ・つま先上げ――左右各10回（91ページ、102ページ）

ストレッチ

肩・首・足首まわし――（59ページ）

ふくらはぎとアキレス腱のストレッチ
左右10秒を2回（60ページ）

脚ふりこ――前後10回（61ページ）

サイド脚ふりこ――左右10回（92ページ）

肩まわし――内まわし&外まわし10回（62ページ、98ページ）

ももさすり――10回（63ページ）

体側のストレッチ――左右4秒2回（96ページ）

転倒予防

多くの転倒はバランス機能の低下で起こり、骨折の原因になります。骨折の部位によっては入院することになるでしょう。そうすると、運動不足や認知の働きの低下が起こりやすくなり、そのまま寝たきりになってしまう場合があります。ですからシニアは「転倒しないこと」が非常に重要です。

専用ポールを2本使うポールウォーキングは、安定した歩行を助け、筋肉量を増加させます。持久力も高まります。

そのうちにバランスのよい歩行ができるようになり、転倒しにくくなります。

毎日続けたい基本の運動（107ページ）を続けるようにしましょう。

姿勢の改善

不良な姿勢は見た目が悪いだけではなく、肩こりや腰痛を引き起こし、転倒もしやすくなります。

ポールウォーキングと、ポールを使った筋トレやストレッチをバランスよく取り入れてみましょう。

ポールウォーキング専用ポールを使って、正しい基本姿勢（70ページ）で歩くことで、姿勢が改善します。

毎日続けたい基本の運動（107ページ）を継続してみましょう。

ポールウォーキングを続けると姿勢がよくなってきますので、ときどきポール長を再調節しましょう。

骨粗しょう症

骨粗しょう症の方は骨密度が低下しているため、骨折のリスクが高くなっています。ポールウォーキングは骨組織をほどよく刺激し、骨密度を増加させる効果があります。

次の運動メニューを行ってみてください。

ポール長

骨粗しょう症の代表的な症状は円背です。青年期より身長が少し低くなってきますので、ポールは円背の状態で調節しましょう。

ポールウォーキングを続けると姿勢がよくなってきますので、ときどきポール長を再調節しましょう。

ポールウォーキング

10分くらいから始めます。日光を皮膚に当てるとカルシウムの取り込みが増して骨密度が増加します。手や前腕を露出するとよいでしょう。紫外線の作用には皮膚がんリスクがあるので、注意も必要です。

運動強度や頻度に関して、かかりつけの医師に相談してください。

筋トレ

毎日続けたい基本の運動（107ページ）

スクワットやかかと上げ・つま先上げの運動は、座ってひざ伸ばし（101ページ）や座ってかかと上げ・つま先上げ（102ページ）に変更してもよいでしょう。

ストレッチ

毎日続けたい基本の運動（107ページ）

※バランスが悪く不安なときには、座位での運動にしてみましょう。

腰痛

不良姿勢、運動不足、柔軟性低下、筋肉疲労などによって、腰痛が起こることがあります。ポールウォーキングは、2本のポールが腰部への体重の負荷を分散させるため、痛みが軽くなります。さらに、プッシュ&プルモーションによる上体と下体のねじれが、硬くなっている腰部の筋肉を柔らかくします。継続すると筋肉量の増加、柔軟性の向上によって、よい姿勢を維持することができるようになります。

ポール長

腰痛が出ない姿勢で、スタンダードの長さに調節しましょう。
痛みがなくなってきたら、その都度長さの調節をします。
痛みが強く、起立できない場合には、整形外科医のアドバイスを受けましょう。

ポールウォーキング

腰の痛みがない姿勢で5~10分くらいから始めてみましょう。
歩幅は小さく、はじめから無理に歩幅を広げる必要はありません。

筋トレ

毎日続けたい基本の運動（107ページ）

ストレッチ

毎日続けたい基本の運動（107ページ）
座って太ももストレッチ　左右3回（100ページ）

※腰に負担のかからない座位の筋トレやストレッチが有効です。

関節の痛み

加齢に伴いひざや股関節など、関節の痛みに悩まされている方も多いと思います。

関節の痛みは、進行すると立ったり歩いたりが困難になります。予防は体重を増やさず、安定した歩行と筋トレ、ストレッチを行うことです。

ポールウォーキングは姿勢を安定させ、痛みのある部位への体重の負荷を分散させるので、痛みが軽くなり、ひざ関節の動きを改善します。

ポール長

痛みが出ない姿勢でスタンダードの長さに調節しましょう。痛みがなくなってきたら、その都度長さの調節をします。

痛みが強く、起立できない場合には、整形外科医のアドバイスを受けましょう。

ポールウォーキング

関節に痛みがない姿勢で5～10分くらいから始めてみましょう。無理に歩幅を広げずに、歩幅は小さくしましょう。

筋トレ

毎日続けたい基本の運動（107ページ）
タオルをひざの間にはさんで座る　1分間

ストレッチ

毎日続けたい基本の運動（107ページ）

※関節（ひざ）に負担のかからない座位の筋トレやストレッチが有効です。

生活習慣病

糖尿病、高血圧、高コレステロール症は、生活習慣病といわれ、寿命延伸に悪影響する困った病気です。バランスのよい食事と質のよい睡眠、そして適度な運動は、生活習慣病の予防や改善に有効です。

ポールウォーキングのポールを使ってできる3つの運動（有酸素運動・筋トレ・ストレッチ）を組み合わせてトレーニングすることにより、よい効果が期待できます。

ポール長

体に痛みがなければスタンダードの長さに調節しましょう。

ポールウォーキング

屋内外どこでも、10分くらいから始めてみましょう。

体調不良や血圧の高いときには運動は控えてください。

運動強度や頻度に関して、かかりつけの医師に相談してください。

筋トレ

毎日続けたい基本の運動（107ページ）

ストレッチ

毎日続けたい基本の運動（107ページ）

メタボリック症候群

メタボリック症候群は、内臓脂肪が増加する内臓肥満のことです。

日本では、ウエスト周囲径（おへその高さの腹囲）が男性85㎝・女性90㎝以上で、かつ血圧・血糖・脂質の3つのうち2つ以上が基準値から外れると「メタボリックシンドローム」と診断されます（厚生労働省）。

ポールウォーキングは、パンチ&プルの腕の動作で、通常のウォーキングよりも20～30％運動効果がアップします。また、パンチ&プルモーションは回旋運動ですので〝ぽっこりおなか〟の改善にもなります。

体に痛みがない場合には、少し長めに2段ギア（74ページ）で歩くことをおすすめします。長く歩くと脂肪燃焼と消費カロリーが増加します。2段ギアは回旋運動が大きくなるので、体幹の筋肉量が増え、やせやすい体になります。

筋肉増加のためには、しっかりとたんぱく質をとることも大切です。

ポール長

体に痛みがなければスタンダードの長さに調節しましょう。

ポールウォーキング

無理なく10～20分くらいから始めてみましょう。

体調不良や血圧の高いときには運動は控えてください。

運動強度や頻度に関してかかりつけの医師に相談してください。

筋トレ

毎日続けたい基本の運動　（107ページ）

ストレッチ

毎日続けたい基本の運動　（107ページ）

上体ひねり　（95、99ページ）

※便秘が長引く場合には、かかりつけの医師に相談しましょう。

睡眠障害・うつ症状

睡眠障害やうつの原因はさまざまですが、運動で解決できることもあります。
天気のよい日に、ゆったりとポールウォーキングを行ってみましょう。

ポール長

体に痛みがなければスタンダードの長さに調節しましょう。

ポールウォーキング

無理なく10～20分くらいから始めてみましょう。
体調不良や血圧の高いときには運動は控えてください。
運動強度や頻度に関して、かかりつけの医師に相談してください。

筋トレ

毎日続けたい基本の運動

（107ページ）

ストレッチ

毎日続けたい基本の運動

（107ページ）

尿もれ・便秘

尿もれは加齢によるものだけでなく、骨盤底筋群（下腹部の筋肉）や内ももの筋肉量の減少が原因の場合もあります。

便秘は運動不足やストレスで、腸の動きが悪くなることが原因の一つに挙げられます。

尿もれや便秘には、ポールウォーキングと、腹筋や内ももを鍛える筋肉トレーニングが有効です。

ポール長

体に痛みがなければスタンダードの長さに調節しましょう。

ポールウォーキング

無理なく10～20分くらいから始めてみましょう。

体調不良や血圧の高いときには運動は控えてください。

運動強度や頻度に関して、かかりつけの医師に相談してください。

筋トレ

毎日続けたい基本の運動　（107ページ）

タオルをひざの間にはさんで座る　1分間

ストレッチ

毎日続けたい基本の運動　（107ページ）

あとがき

最後までお読みいただき、ありがとうございました。

これまで35年間、体操教室をとおして多くの人に出会い、素敵な体験をたくさんさせていただきました。足腰が痛くて動くことが困難でも、時には人生で辛いことがあっても、「長岡先生と一緒に体操する時間が本当に楽しくて幸せです」という嬉しいお言葉をいただくこともあります。

人生の先輩である参加者の方々に、アンケートをとったことがあります。

「あなたの人生で大切なことは何ですか?」

この問いに、ほぼ全員の方が「健康」と回答されました。「健康であること」=「幸せ」になるのでしょう。

健康であると、笑顔が増えることも教えていただきました。

年齢を重ねると、体のいろいろなところに不調が現れてきます。普通にできていた動作がスムーズにできなくなることもあります。しかし歩くことさえできれば、自由に楽しい所へ遊びに行ったり、気の合う友人と美味しいものを一緒に食べたりすることができます。それらは人生を豊かにしてくれるものです。

世の中には、実にさまざまな健康によいとされる運動メニューが存在します。今はテレビやラジオ、インターネットなどで簡単に情報が手に入りますので、どんな健康法がはやっているのか、皆さんよくご存じです。でも実際に、それらの運動を継続している方はどのくらいいるでしょう。

「歩く」ことは日常の基本の動作ですから、どんな方でも続けやすいのがポールウォーキングの最大の特長だと思っています。

健康は最終目的ではなく、人生を楽しむための手段です。本書で紹介しましたポールウォーキングが、その一助になれば幸いです。

なお、本書の掲載内容を正しく理解、習得するためには、一般社団法人日本ポールウォーキング協会会員コーチ主催の体験会にぜひご参加ください。

長岡智津子

【参考文献】

一般社団法人日本ポールウォーキング協会編、安藤邦彦監修『ポールウォーキング ベーシックコーチ指導マニュアル 2023 年版』
一般社団法人日本ポールウォーキング協会編、安藤邦彦監修『ポールウォーキング アドバンスコーチ指導マニュアル 2021 年版』
安藤邦彦、杉浦伸郎『筋バランスを整え、腰痛、ひざ痛に効く 街歩きポールウォーキング』主婦の友社、2014
笹川スポーツ財団「スポーツライフ・データ」2022
笹川スポーツ財団「スポーツライフに関する調査報告書」2022
公益財団法人日本リウマチ財団 リウマチ情報センター「変形性関節症」

「健遊倶楽部」の紹介

一人で運動することが苦手な方も、仲間がいれば楽しく運動できます。

スタジオや屋外で一緒にポールウォーキングをしてみませんか？

インストラクターがついていますので、体力に自信のない方も安心してご参加いただけます。

一般社団法人日本ポールウォーキング協会の認定コーチになりませんか？

シニアの健康をサポートするインストラクターの需要は高まっています。

認定コーチになると、地元でポールウォーキングをコーチングしたり、歩く会などのイベントを企画して引率したりすることができます。

保険制度もしっかりしているので安心です。

コーチセミナー申込みフォーム

ポールの購入はこちらから

シナノオンラインストア
https://sinanostore.shop-pro.jp/

著者プロフィール

長岡智津子（ながおか ちづこ）

1967 年、熊本県生まれ。日本体育大学卒業。

スポーツインストラクター。Feel 株式会社 代表取締役。

2006 年、ポールウォーキング考案者、整形外科医でスポーツドクターである安藤邦彦氏と出会う。

以来、ポールウォーキングマスターコーチプロとしてコーチ養成やポールウォーキングを多くの方に伝える。

千葉県我孫子市にスタジオを構えて、2017 年に Feel 株式会社を設立。

自治体やメディアで誰でも楽しく続けられる運動プログラムを提供している。

監修者プロフィール

安藤邦彦（あんどう くにひこ）

杏林大学医学部卒業。、同大学整形外科学教室へ入局。整形外科専任講師を経て、1994 年に整形外科専門クリニックを新規開設。2006 年にポールウォーキングを考案した。一般社団法人日本ポールウォーキング協会会長、医学博士、整形外科専門医、スポーツドクター、運動器リハビリテーション医、リウマチ医。『腰部脊柱管狭窄症』『最新・最強の体幹トレーニング軸トレ』『筋肉バランストレーニング』ほか著書（監修）多数。

体操教室35年のプロが教える
ポールウォーキング

2024年7月11日 初版 第1版 発行

著　　者　長岡智津子
監　　修　安藤　邦彦
企画協力　吉田 浩（天才工場）
編集協力　青木より子
デザイン　PINE 小松 利光
イラスト提供　一般社団法人日本ポールウォーキング協会
イラスト（p39、57）いなのべいくこ
発 行 者　安田 喜根
発 行 所　株式会社 評言社
東京都千代田区神田小川町2-3-13 M&Cビル3F（〒101-0052）
TEL 03-5280-2550（代表）　FAX 03-5280-2560
https://hyogensha.co.jp/
印　　刷　株式会社シナノパブリッシングプレス

ISBN978-4-8282-0744-5 C0077